|動|画|で|学|ぶ|

支持的精神療法入門

［監訳］

大野　裕　認知行動療法研修開発センター・理事長
堀越　勝　国立精神・神経医療研究センター　認知行動療法センター・センター長
中野有美　椙山女学園大学人間関係学部・准教授

Learning Supportive Psychotherapy : An Illustrated Guide
Winston A, Rosenthal RN, Pinsker H

医学書院

Authorized translation of the original English language edition,
"Learning Supportive Psychotherapy : An Illustrated Guide",
by Winston A, Rosenthal RN, Pinsker H.
First published in the United States by American Psychiatric Association, Arlington, Virginia.
Copyright ©2012. All rights reserved. Used with permission. Translation of text into the Japanese language has not been verified for accuracy by the American Psychiatric Association.

本書は原書 "Learning Supportive Psychotherapy : An Illustrated Guide" の著作権者の許可を受けた日本語訳である。
本原書はバージニア州アーリントンにある米国精神医学会（American Psychiatric Association；APA）の出版局によって発行されたもので，本原書の著作権はAPAに帰属する。内容の転載・二次利用には許諾申請が必要である。APAは本文日本語訳の正確性の検証について関与していない。

©First Japanese edition 2015 by Igaku-Shoin Ltd., Tokyo

本書の日本語訳に関する著作権は（株）医学書院が保有します。

動画で学ぶ 支持的精神療法入門［DVD付］

発　　行	2015年5月15日　第1版第1刷
原　　著	アーノルド・ウィンストン
	リチャードN・ローゼンタール
	ヘンリー・ピンスカー
監　訳	大野　裕・堀越　勝・中野有美
発行者	株式会社　医学書院
	代表取締役　金原　優
	〒113-8719　東京都文京区本郷1-28-23
	電話　03-3817-5600（社内案内）
印刷・製本	アイワード

本書の複製権・翻訳権・上映権・譲渡権・公衆送信権（送信可能化権を含む）は（株）医学書院が保有します。

ISBN978-4-260-02081-7

本書を無断で複製する行為（複写，スキャン，デジタルデータ化など）は，「私的使用のための複製」など著作権法上の限られた例外を除き禁じられています。大学，病院，診療所，企業などにおいて，業務上使用する目的（診療，研究活動を含む）で上記の行為を行うことは，その使用範囲が内部的であっても，私的使用には該当せず，違法です。また私的使用に該当する場合であっても，代行業者等の第三者に依頼して上記の行為を行うことは違法となります。

JCOPY〈出版者著作権管理機構　委託出版物〉
本書の無断複製は著作権法上での例外を除き禁じられています。複製される場合は，そのつど事前に，出版者著作権管理機構（電話03-3513-6969，FAX 03-3513-6979，info@jcopy.or.jp）の許諾を得てください。

訳者一覧

監訳

大野　裕	認知行動療法研修開発センター・理事長
堀越　勝	国立精神・神経医療研究センター　認知行動療法センター・センター長
中野有美	椙山女学園大学人間関係学部・准教授

訳（訳出順）

田島美幸	国立精神・神経医療研究センター　認知行動療法センター・臨床技術開発室長
樫村正美	日本医科大学医療心理学教室・講師
髙岸百合子	駿河台大学心理学部・講師
大江悠樹	国立精神・神経医療研究センター　認知行動療法センター
蟹江絢子	国立精神・神経医療研究センター病院　精神科
細越寛樹	畿央大学教育学部現代教育学科・准教授
中尾重嗣	慶應義塾大学医学部　精神・神経科学教室
新明一星	国立精神・神経医療研究センター　認知行動療法センター
伊藤正哉	国立精神・神経医療研究センター　認知行動療法センター・研修指導部　研修普及室長

著者一覧

アーノルド・ウィンストン M.D.
  ニューヨーク州ニューヨーク市，ベス・イスラエル・メディカルセンター　精神・行動医学科　科長
  ニューヨーク州ブロンクス，アルバード・アインシュタイン医科大学　精神・行動医学科　教授・副科長

リチャード N・ローゼンタール M.D.
  ニューヨーク州ニューヨーク市，セント・ルークス・ルーズベルト・ホスピタルセンター　精神・行動保健学科　科長
  ニューヨーク州ニューヨーク市，コロンビア大学医学部　精神科　アーサー J・アンテヌッチ臨床心理学研究室教授・医学部上級副学部長

ヘンリー・ピンスカー M.D.
  ニューヨーク州ニューヨーク市，ベス・イスラエル・メディカルセンター　精神・行動医学科　名誉指導医
  ニューヨーク州ニューヨーク市，マウント・サイナイ医科大学　精神科　精神科臨床学教授（引退）

監訳の序

　本書は，アメリカ精神医学会の出版部によって刊行された支持的精神療法の教科書の改訂版である．改訂版には支持的精神療法の実際を紹介するDVDも付属しており，本書を読みDVDを視聴すれば，患者関係の構築に必要な基本的なスキルの知識が身につくように作られている．

　精神科を選択する医師の多くは，人間的な交流を通して患者の心を癒やしたいと考えているはずだと，私は考えている．それはわが国でも欧米でも同じだと思うが，わが国ではそうした治療的関わりについて実践的に教育するシステムが整っているとは言いがたい．先輩の背中を見て育つ教育が行われ，精神療法の基本を教育する取り組みは不十分である．そうしたなかで本書が果たす役割は極めて大きいものがあると考えられる．

　アメリカ精神医学会の精神科研修制度評価委員会 American Psychiatry Residency Review Committee が，精神力動的精神療法，認知行動療法，支持的精神療法，ブリーフ・サイコセラピー，薬物療法を併用する精神療法の5つの精神療法をすべての精神科レジデント教育プログラムで教育すべきであるという方針を打ち出したのは2002年のことである．この方針を，1980年代半ばにアメリカに臨床留学した私は感慨深く受け取った．

　1980年代は，アメリカ精神医学のなかで生物学的精神医学への期待が膨らんだ時期であった．ゲノムが解析され，脳科学が発展すれば精神疾患は克服できるという，生物主義的楽観論が語られていた．そのために，有力な大学病院でのレジデント研修プログラムから精神療法のコースがなくなるということさえ起きていた．

　しかしその後，そうした生物学的楽観論は臨床場面では勢いを失うことになった．精神疾患は，現在の脳科学や遺伝子学で解明できるほど単純ではなかったからである．その結果，精神療法などの心理社会的アプローチが再び注

目されることになった．アメリカ精神医学会が2002年に5つの精神療法の習得を義務づけたのは，そのためである．もちろん，その背景には，精神療法の効果を客観的に実証した研究の積み重ねがあった．

　その後，アメリカ精神医学会は，精神療法の実証的研究の成果をもとに，「Yモデル」と呼ばれる教育の仕組みを導入した．それは，支持的精神療法をYの下半分の幹に，精神力動的精神療法と認知行動療法をYの上半分の2つの枝に喩えたモデルである．つまり，レジデントはまずすべての基礎となる支持的精神療法を習得し，その後，精神力動的精神療法と認知行動療法を習得すべきであるという方針が打ち出されたのである．

　その支持的精神療法の教科書として作成されたのが本書である．精神療法の学習では個人スーパービジョンが基本であるが，アメリカにおいても有能なスーパーバイザーは限られている．本書には，そうした場合の副読本的な働きも期待されている．

　本書を読んでいただければわかるが，支持的精神療法は特定の学派に偏った内容ではない．実証的研究を通して，多くの精神療法で共通して重要視されている介入を取り入れた精神療法的アプローチである．それは，いわゆる非特異的要因ないしは共通要因を基礎にしながら，精神力動的精神療法や認知行動療法，対人関係療法などの力動的アプローチを統合的に組み込んだ包括的な介入法になっている．その内容は，わが国で精神療法を学ぼうとする初学者はもちろんのこと，すでに精神療法の経験がある専門家にとっても，一般臨床でよりよい治療を提供したいと考えている臨床家にとっても，多くのヒントを提供するものである．

　ぜひ，多くの臨床家に手にとっていただき，日々の臨床に役立てていただきたいと願っている．

2015年5月

監訳者を代表して　大野　裕

はじめに

　こうして皆様に 2004 年に出版された『支持的精神療法入門』の改訂版をお届けできることを大変うれしく思う．この改訂版において，私たちはいくつかの点で大きく変更を加えた．最も重要な変更点は，6 つのエピソードを含んだ DVD を付け加えたことである．この DVD には，総合的な支持的精神療法についての解説と，モダリティに伴った様々な技法を活用したエピソードが入っている．これらの 6 つのエピソードは，本書にも記述してある．

　第 1 章「支持的精神療法の基礎理論」は，支持的精神療法の進化発生にフォーカスしたこれまでのアプローチから生じる表現の混乱を整理することに重きを置いて，全面的に書き直した．支持的療法と表出的療法は対照的な治療法であると説く一方で，臨床上では支持的要素も表出的要素も常に統合されていることを明確にしている．治療法の説明にも修正を加え，臨床経験の浅い治療者に最も役立つような順序で記述してある．第 5 章「支持的精神療法の全体的な骨組み」には新たに何点かの図解を加え，第 8 章「特殊な集団への適用」では，DVD にも収められている治療中の患者との対話エピソードの見直しを図ったほか，パーソナリティ障害における支持的精神療法の効果に関する新たな研究について触れている．また，第 6 章「治療関係」にも DVD の収録とともに，より詳しくなった治療中の患者との対話エピソードが入っている．第 9 章「コンピテンス評価と治療成果の研究」も，最新の情報に更新した．

　『支持的精神療法入門』が最初に出版された時には，精神科のレジデンシー評価委員会（RRC：Residency Review Committee）が，全ての精神科レジデントは 5 種類の精神療法においてコンピテンスを修得しなければならないと取り決めていた．この条件は，2007 年に 3 種類に変更された．支持的精神療法，精神力動的精神療法，認知行動精神療法の 3 つである〔ACGME（Accreditation Council for Graduate Medical Education：卒後医学教育認可評議会）2007 より〕．本書では，これらの療法のうちのひとつである支持的精神療法について体系的なアプローチを概説している．

この本は，精神療法の基本，特に精神療法を受ける患者とどう対話すればよいのかを学ぶ必要のある，臨床経験の浅い治療者のために書かれている．すべての治療者はそれぞれの患者に合った効果的な治療法を模索している．私たちは，支持的精神療法を学ぶ初期のレジデントには，この精神療法の実施方法や進め方を事細かく明確にしたガイドラインが必要だと考えた．したがって，本書では初心者に理解しやすいように重点を以下の4つに絞った簡潔なガイドラインを示している：

・ポジティブな治療同盟の維持
・患者の抱えている問題に対する理解と症例の定式化
・現実的な治療目標の設定
・患者との対話の仕方に関する知識(技法)

　支持的精神療法の基礎理論について解説した後は，この治療法の基本原則と，患者の精神病理の程度とレベルに基づいた支持的精神療法−表出的精神療法の連続体における支持的精神療法の状況について説いている．治療者が介入できる支持的精神療法について，また患者の徹底的な評価の仕方や症例を定式化する方法，患者と現実的な治療目標を設定するプロセスなどを説明している．

　適応，治療の段階，セッションの開始と終了，専門性の境界といった項目を含んだ第5章「支持的精神療法の全体的な骨組み」では，その概要を述べている．また「治療関係」(転移，逆転移，治療同盟)や自己開示するためのガイドラインについても解説をしている．

　私たちはまた，多様な支持的精神療法を用いる危機介入や，慢性の精神疾患のほか，物質乱用，またその併発状態を抱えた患者を含む特殊な集団への支持的精神療法の適用についても論じている．最後に，精神科レジデントの支持的精神療法におけるコンピテンスの評価方法に対する考察を述べ，いくつかの治療成果の概要を含む支持的精神療法の有効性を示す証拠を掲載した．

アーノルド・ウィンストン M.D.
リチャード N・ローゼンタール M.D.
ヘンリー・ピンスカー M.D.

謝辞

　この本を出版するにあたり，多くの仲間が資料を提供し，執筆に協力してくれた．特に，原稿の準備を手伝ってくれたミミ・リー氏にはお世話になった．ビバリー・ウィンストン氏は，それぞれの章について貴重な意見を述べてくれた．

　精神療法の DVD を収録するために，ベス・イスラエル・メディカルセンターとセント・ルークス・ルーズベルト・ホスピタルセンターのレジデントが，治療者役と患者役として採用された．DVD 作成に尽力してくれた彼らに深く感謝する．ベス・イスラエル・メディカルセンターからは，キャロライン・ブラックマン M.D., ニベア・キャラコ M.D., デイビッド・エッジコム M.D., グレン・オチオグロッソ M.D. が参加してくれた．セント・ルークス・ルーズベルト・ホスピタルセンターからは，ジャスティン・カポーティ M.D., ノンソ・エキン・エネクウェチ M.D., エイドリアン・ミシュキン M.D., ヴィノード・パチャギリ・サレシュ M.D. が参加してくれた．

　この本を執筆する際に，ベス・イスラエルのブリーフ・サイコセラピー・リサーチ・プログラムの存在がいかに重要であったか，このプログラムに協力してくれた私たちの仲間，特にジョン・クリストファー・ムラン氏，ジェレミー・サフラン氏，リサ・ウォルナー・ザムスターク氏に深く感謝する．最後に，本書のために多くのアイデアを出して手助けしてくれた，支持的精神療法研究会（Supportive Psychotherapy Study Group）の皆さん，ビクター・ゴールディン氏，エスター・ゴールドマン氏，デイビッド・ヘラースタイン氏，デイビッド・ジェーンウェイ氏，スティーブ・クレー氏，リー・ショムスタイン氏，フラン・シルバーマン氏，ジェフリー・ソルガン氏，アダム・ウィレンスキー氏，フィリップ・ヤノウィッチ氏にも感謝の意を表す．

目次

1. 支持的精神療法の基礎理論　001

起源 ··· 001
用語の不一致 ··· 002
精神力動的精神療法スペクトラム ······································· 005
定義 ··· 009
    症例提示　010
教育 ··· 012
結論 ··· 014

2. 原則と行動様式　015

基本となる前提 ··· 015
会話スタイル ··· 019
自己評価を維持し，高める ··· 024
防衛 ··· 028
精神力動的な仮説 ··· 029
    症例提示　030 / 気づかれていない情動　031 / 不適応行動　033 /
    精神発達論と人生早期の体験　034
行動の様式 ··· 035
結論 ··· 039

3. 評価，症例の定式化，目標設定　041

評価 …………………………………………………………………………… 041
症例1 ▶ 評価 ◉ 046
症例の定式化 ………………………………………………………………… 052
　構造論的アプローチ 052 / 発生論的アプローチ 058 /
　力動的アプローチ 059 / 認知行動的アプローチ 061 /
　4つのアプローチの比較と適用 062
目標設定 ……………………………………………………………………… 064
結論 …………………………………………………………………………… 066

4. 技法　067

同盟の構築 …………………………………………………………………… 067
自己評価の構築 ……………………………………………………………… 070
　称賛 071 / 保証 073 / 励まし 077
スキルの構築——適応的な行動 …………………………………………… 079
　助言と心理教育 079 / 事前指導 083
不安の軽減と予防 …………………………………………………………… 085
　問題に名前を付ける 087 / 合理化とリフレーミング 088
気づきの広がり ……………………………………………………………… 091
　明確化 091 / 直面化 092 / 解釈 093
結論 …………………………………………………………………………… 094
症例2と3 ……………………………………………………………………… 094
症例2 ▶ 重度かつ持続性の精神疾患を持つ非協力的な患者 ◉ 095
症例3 ▶ 支持的-表出的治療 ◉ 104

5. 支持的精神療法の全体的な骨組み　　125

適応と禁忌 ……………………………………………………………… 125
　適応　126 / 慢性疾患　129 / 禁忌　130
治療の開始 ……………………………………………………………… 131
治療空間の構成 ………………………………………………………… 132
　座席　132 / アメニティ　132
各セッションの開始と終了 …………………………………………… 133
治療セッションのタイミングと頻度 ………………………………… 135
　治療の段階　136 / 長期精神療法と短期精神療法　139
専門家としての境界 …………………………………………………… 139
結論 ……………………………………………………………………… 143

6. 治療関係　　145

転移：支持的アプローチと表出的アプローチ ……………………… 146
治療同盟 ………………………………………………………………… 149
食い違った同盟：承認と修復 ………………………………………… 150
症例4 食い違いに対処する　151
抵抗 ……………………………………………………………………… 155
　「抵抗に加わる」　156 / 議論を進めるために不安を軽減させる　157 /
　抵抗を健康的な自己表現としてリフレーミングする　158 /
　距離をおくことと引きこもることに対処する　158
逆転移 …………………………………………………………………… 160
　逆転移の定義　160 / 脱価値化に対処する　163
結論 ……………………………………………………………………… 165

7. 危機介入 — 167

歴史と理論 — 167
評価 — 169
　症例5　危機介入　170
治療 — 174
　症例5　危機介入（続き）　175
自殺 — 183
　リスクの評価　184 / 治療　185
危機介入 vs 精神療法 — 185
緊急事態ストレスマネジメント — 187
結論 — 189

8. 特殊な集団への適用 — 191

重篤な精神疾患 — 191
　統合失調症　192 / 心理教育　193 / 適応スキルを支持する　193 / 家族の心理教育　199
パーソナリティ障害 — 199
物質使用障害 — 203
　動機づけ面接　205 / 適応スキルと再発予防　206 / 心理教育　208
　症例6　物質使用障害　209
精神疾患と物質使用障害の併存 — 213
　心理教育　214
結論 — 216

9. コンピテンス評価と治療成果の研究 ... 217

精神療法のスーパービジョン ... 218
コンピテンスの評価 ... 219
 着眼点 219 ／ 評価方法 222 ／ 評価の手段 225
支持的精神療法の治療成果に関する研究 ... 227
 メニンガー精神療法研究プロジェクト 227 ／ 統合失調症の研究 228 ／
 うつ病の研究 228 ／ 不安障害の研究 230 ／
 パーソナリティ障害の研究 230 ／ 摂食障害の研究 231 ／
 内科的疾患についての研究 231
結論 ... 231

参考文献 ... 233

索引 ... 247

付録 DVD の目次

- 症例 1 ………… 評価(9 分 58 秒)　046
- 症例 2 ………… 重度かつ持続性の精神疾患を持つ非協力的な患者(13 分 45 秒)　095
- 症例 3 ………… 支持的-表出的治療(30 分 52 秒)　104
- 症例 4 ………… 食い違いに対処する(6 分 24 秒)　151
- 症例 5 ………… 危機介入(18 分 2 秒)　170, 175
- 症例 6 ………… 物質使用障害(7 分 2 秒)　209

(合計　86 分 3 秒)

付録 DVD について

- 本製品は DVD-VIDEO 形式です．一般の DVD プレーヤー，あるいは DVD-VIDEO が再生可能なパーソナルコンピュータなどでご覧になることができます．
- 本 DVD に収録した内容は本書の内容に準拠しています．本文の対応箇所には，DVD マーク◎を記載しております．
- 本 DVD の著作権は原出版社が保有します．無断での引用・上映，あるいは複製などは禁止されています．また，本 DVD の日本語字幕に関する著作権は(株)医学書院が保有します．
- 本製品は書籍の付録として添付されている DVD-VIDEO のため，ユーザーサポートの対象外とさせていただいております．ご了承ください．

Art Direction & Design：ASYL　　Cover Photo：橋本裕貴

1.

支持的精神療法の基礎理論

The Concept of Supportive Psychotherapy

起源 | Origins

　支持的精神療法の概念は，精神分析よりも焦点を絞った治療目標を持つ治療法として，20世紀初頭に発展した．初期の定義では，支持的アプローチの目的は患者のパーソナリティを変えることでなく，患者が症状に対処できるようにしたり，重度の精神疾患の再発を防いだり，比較的健康度の高い人が一時的な問題を解決できるように援助したりすることであった．近年，精神療法の定義の変化――さらには実践方法の変化――を反映して，支持的精神療法の範囲は一段と拡がっている．支持的精神療法の起源は一般的には精神分析といわれるが，精神科医にもなじみ深い医療マネジメントともその方法や目的を共有している．

　20世紀初期，精神分析は，実質的には医療分野で公に認められた唯一の精神療法であった．精神分析の教義に一致しない治療法は，**暗示**――暗示はフロイトが早くから治療対象として注目していたヒステリーの治療に，時折，効果を示していたアプローチである――として誹られていた．訓練を積んだ治療者が支持的アプローチを活用し精神分析的アプローチの活用が減るにつれて，支持的精神療法は今日ではより広義に定義されるようになり，「精神科クリニックやメンタルヘルスセンターに通う患者の大部分」に提供される治療となって（Werman 1984, p.ix），暗示は治療法としては廃れていった．

用語の不一致 | Terminology Dissonance

　支持的精神療法に関しては様々な定義がある．支持的精神療法は精神力動的精神療法なのか否か，特定な形式を持つ治療法なのか否かについても見解の相違があり，そのことについてわれわれはレビュー（Winston et al. 1986）しているがDouglasも同様な報告（2008）を行っている．われわれが本章で解説するように，精神力動的精神療法に関して相反する2つの定義が存在するために，定義の問題はより一層複雑になっている．

　精神分析と精神療法は，もともとはクリニック（すなわち病院外）の精神科医が主に治療対象とするような**神経症**の治療法として発展してきた．神経症は，心的葛藤を解決しようとする無意識の試みとしてとらえられていた．精神分析家は，症状の原因やパーソナリティの問題に関して定式化を行い，最終的には精神力動的理論といわれる精神構造や行動に関する理論を作りだした．**精神力動的理論**の多くの概念は非常に広く普及し，今では西欧諸国で出版される多くの教科書でそれを精神生活の真理として扱っている．

　精神療法が広く受け入れられるようになるにつれて，治療者は，初期の精神療法の範疇からは外れた，関連する理論では十分に説明できないような広範囲な問題にもこの技法を用いるようになった．さらには，治療費の支払いなどの現実的な諸問題のために，少ない面接回数で，表面化している問題のみを扱うようにもなった．治療者は，それまで以上に話をして患者と交流する必要があることに気づいた．一部の治療者は，原則に忠実でないために「本物の」精神療法を希釈しているのではないかと懸念したが，支持的アプローチをより広く用いるためには，臨床現場に応じた柔軟な対応が求められた．実際のところ，治療者は異なる精神療法を実施していたのである．

　純然たる精神分析でなくても精神分析家による理論に由来した精神療法は，**精神力動的精神療法**として知られていった．それらは時に，精神分析的精神療法（psychoanalytically oriented therapy），集中的精神療法（intensive psychotherapy），蓋を取る精神療法（uncovering psychotherapy），変化志向精神療法（change oriented psychotherapy），洞察志向精神療法（insight-directed psychotherapy），表出的精神療法（expressive psychotherapy）（同じように「表出的」とよばれるダンスセラピー，アートセラピーなどではない）ともよばれた．1950〜1970年頃には，精神力動的精神療法はアメリカで最も広く実践される精神療法となった．この治療法はパーソナリティの発達理論に基づき，原疾患のプロセスを遡り，パーソナリティの再統合を目的とした治療法であった（Ursano and Silberman 1999）．精神療法に関する文献では，治療目的は当然，**パーソナリティの変容**にあるとしている．一方で，クリニックで働く精神科医らは，治療目標が一定でそれほど大きな変化を求められることのない大多数の患者を相手にしている．精神分析の理論に基づいて治療者が精神生活を**理解**する精神療法に広く**精神力動的精神療法**という用語を用いる者もいれば，表出的精神療法の本質的な**技法**を用いた精神療法のみを狭義に精神力動的精神療法と呼ぶ者もいるため，定義にばらつきが生じるのである．

支持的精神療法は，以下の4つの定義で成り立っている：

① 治療者が達成したいこと（目標）——例えば，患者の自己評価を維持したり高めたりすること，症状の再発を最小限に抑えたり予防したりすること，患者の適応能力を最大限に引き出すこと（Pinsker et al. 1991）．
② 患者が達成したいこと（目標）——例えば，パーソナリティ，生まれ持った能力，および生活環境を考慮しつつ，自分の機能レベルを可能なかぎり最高の状態に維持すること，もしくは取り戻すこと（Ursano and Silberman 1999）．
③ 治療者が行うこと（技法）——例えば，励まし，保証，教育，助言．
④ 支持的療法ではないものを定義すること——精神療法から表出的精神療法の要素を差し引いたものを支持的精神療法とする（Dewald 1964, 1971）．

支持的精神療法が精神療法の数多くのモデルのどこにフィットするのかという疑問については，Rockland（1989）が精神力動志向支持的療法（psychodynamically oriented supportive therapy；POST）を提唱している．彼は，すべての精神療法は支持的介入と探索的介入を含んでいて，セラピーは，「患者の

中核にある葛藤，特徴的な防衛機制，自我機能，超自我機能，および対象関係のできるだけ完全な理解」(p.7)に基づくべきであると述べている．Rocklandが提唱したこのPOSTはさほど広まっていないが，過去25年間に支持的精神療法について述べられた大半の視点を反映している．一方で，2001年はじめ米国精神科レジデント審査委員会は，精神力動的精神療法と支持的精神療法を精神科レジデントが習得すべき治療法と定め，両療法はそれぞれ異なったモデルであると定義したとMellmanとBeresin(2003)は述べている．しかし，Gabbard(2010, pp.4-18)によって列挙された精神力動的精神療法の重要な概念を考察すると，われわれは用語が矛盾した使われ方をしていることを知ることができる．

　Gabbard(2010, p.4)の精神力動的精神療法の定義では，以下の3つの要素は患者に対する治療者の理解に関連する：

・精神生活の大部分は無意識である．
・幼少期の経験は，遺伝的要因とあいまって成人期を決定する．
・症状や行動は種々の機能を果たしており，それを決定するのは複合的で，多くの場合，無意識的な力である．

　精神力動志向の臨床家が支持的精神療法を行う際には，上記の要素を取り入れ用いて治療にあたる．
　次に挙げる3つの要素は，精神力動的精神療法の治療者の行為や治療様式に関するものである：

・治療者に対する患者の転移が，主な理解の源となる．
・治療者の逆転移は，患者が他者にひき起こすものについて適切な理解を与える．
・治療過程に対する患者の抵抗が，治療の主な焦点になる．

　支持的精神療法を行う治療者はこれらの現象を心に留めるが，取り上げるの

は必要な時のみである．また，支持的精神療法では，**抵抗**という用語は患者が慣れ親しんだパターンにしがみつくことを示し，無意識のプロセスを意味している．

最後に挙げる要素は，精神力動的精神療法の治療目標に関してである：

・治療者は，患者が自分は真っ当でかけがえのない存在だという感覚に到達できるよう援助する．

支持的精神療法の正式な目標は，症状の軽減とよりよい適応に限定される．「精神力動志向的」な治療者は，Gabbard (2010) が指摘した前半の3要素を踏まえて患者を理解するが，後半の3要素を踏まえた方法で治療を行うことはない．また，最後に挙げた目標が達成できると嬉しく思うが，それ自体が治療目標ではない．

Novalis ら (1993, p.5) は「数百に及ぶほとんどすべての精神療法は，特定の心の概念や理論に基づいている．しかし，支持的精神療法は……特定の主要な概念や理論に依っていない．支持的精神療法では，これまで多くの治療者が用いてきた豊富な手段を活用することによって，人々がどのように変化するかを理解する．つまり，支持的精神療法は実証的に形作られているのである」と述べている．

限定的なアプローチとしての初期の支持的精神療法は，古典的理論との違いにその特徴があった．今日の支持的精神療法の理論的根拠や技術は理論として説明されてはいるが，その技術は理論に由来するというよりは，むしろ，患者との作業の中で作られていったものである．

精神力動的精神療法スペクトラム | Psychodynamic Therapy Spectrum

Dewald (1971) は，精神力動的精神療法に関する著書のなかで，支持的精神療法と洞察志向的精神療法 (例：われわれが表出的精神療法と称するもの) を対比させて解説し，治療は通常，この2つを極とする精神療法スペクトラムのな

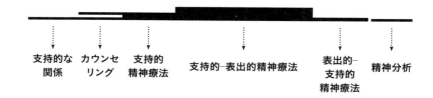

図 1-1　支持的-表出的連続体

かのどこかに位置すると説明した（**図 1-1**）．また，支持的精神療法は一般的に，症状の軽減と明らかな行動変容を目的としていて，パーソナリティの変容や無意識的な葛藤の解決を強調してはいないと彼は述べた．そして，「精神疾患，社会的逸脱，婚姻生活上の問題，性格上の問題，急性または慢性の精神病などを抱える大多数の人たちは，フォーマルな洞察志向的精神療法には適していない．その代わりに，そうした人たちは精神力動志向支持的療法に適していて，それによって効率的に治療される」（p.114）と述べた．

表出的精神療法という用語は，様々なアプローチを総称した用語であり，治療関係の分析を行い，本人が気づいていない感情や思考，欲求，葛藤の洞察を深めることを通して，患者は意識的にそれらの葛藤を解決したり，より良く統合しようと試みる．異なる 2 つの意味を持つ**精神力動的**という単語を避けるために，ここでは「表出的精神療法」という表現を用いる．

Dewald（1964）は「連続体（スペクトラム）の両端では，精神療法の理論やその理論に沿って展開されるスキルが明らかに異なる．連続体の中心に近づくにつれて両者の区別は曖昧になり，明確な境界線がなくなる．ほとんどの患者の治療では，支持的要素と表出的要素の両方が含まれていて，この 2 つの要素は一貫性を持った形で統合されて使われるべきである」（p.97）と述べている．

治療には支持的要素と表出的要素の両方が含まれることを説明するために，

多くの著者がいくつかの連続体で紹介している（**図 1-1**）．連続体の一方の極では，支持的介入の頻度が高く表出的介入の頻度は低い．もう一方の極は，支持的介入の頻度が低い．支持的表出的介入の治療**スタンス**や考え方がかなり異なっている．最も支持的なスタンスはガイダンスを含んでいるが，最も表出的なスタンスは発見を含んでいる．Luborsky と Mark（1991, p.110）は，表出的精神療法を「患者に問題と葛藤，そして理解の表出を促す技術」であると述べている．支持的な立場は防衛機制を使うことを勧める；表出的な立場は防衛機制のルーツを発見し，その防衛機制が使われなくなることを期待する．治療では常に支持的要素と表出的要素の両方が用いられるが，治療のある一時点では，治療者の基本的な姿勢は主にどちらか一方であるべきである．表出的スタンスでは，治療者は「できるかぎり表出的になり，必要な時に支持的になれ」という格言に従う（Wallerstein 1986, p.688）．支持的スタンスでは，治療者は「できるかぎり支持的になりなさい，そうすれば，必要な時に表出的になれるだろう」(p.155）という Wachtel（1993）の助言に従う．この違いは決定的に重要である．

　図 1-1 で示した図は，患者人口が正規分布することを示しているのではない．われわれが精神療法の基本的な概念について述べる際には，支持的-表出的精神療法と表出的-支持的精神療法は連続体の中央部分で交わると説明する；一方，患者の世界について述べる際には，大半の治療者がほとんどの患者と大部分の時間を費やして行っているのは支持的-表出的精神療法であると考えている．彼らに何を行っているのかと尋ねたら，「精神療法」とか，「支持的精神療法」とか，「精神分析志向的精神療法」とか，「精神力動的精神療法」とか，あるいは，冗談めかして「アメリカ流精神療法」と答えるかもしれない．また，精神療法の世界は，もはや精神力動的定式化に基づいたアプローチには限定されないことも述べておくべきであろう．例えば，支持的介入は認知行動療法のなかで，理論や技法に大きな問題を生じさせることなく，効果的に用いることができる．

　もし治療が支持的と表出的要素の両方を含むのであれば，なぜその要素を分ける必要があるのだろうか．Rockland（1989）は，「支持的精神療法と表出的精

神療法は明らかに異なっているために，異なる治療法であり，その違いの大きさを考えるとはっきりと分けたほうがよい」と指摘している(p.20)．支持的精神療法，表出的精神療法，認知行動療法，家族療法，集団療法などは，それぞれたくさんのことを知っていないといけないため，それぞれ異なる専門家によって教えられる．精神療法の様々な特徴は，on/offのスイッチによる照明ではなく，調光器付きの照明に喩えられるべきだというMcWilliams(2004, p.3)の指摘は重要である．どの治療法を学ぶ場合でも，患者が述べたことすべてを統合することが求められる．本書では支持的精神療法の起源を説明するのに表出的精神療法のモデルに焦点を当てているが，実際には様々な名称の治療法がいくつもある；そして，各アプローチがそれぞれに，治療の構成要素やパーソナリティの発達，新たなまたは特に重要な症状形成について強調している．WinstonとWinston(2002)によると，「発達，葛藤，および認知行動理論は，明確さを維持するために個別に記述されてはいるが，あるひとりの患者に適した精神療法的アプローチを行うためには，これらのモデルをまとめていかなくてはならない」(p.13)；そして，「治療者は…あるアプローチからほかのアプローチへと移行できなければならない．この移行によって，異なる精神療法の様々な伝統的な介入が統合され，密度の高い治療になるのである」(p.264)．

　FonagyとTarget(2009)は，「現代の精神力動的精神療法モデルの仮説」を次のようにまとめている：

① 心理的原因に関する仮説
② 意識の限界と無意識の影響に関する仮説
③ 対人関係の内的表象に関する仮説
④ 心理的葛藤の遍在に関する仮説
⑤ 心的防衛に関する仮説
⑥ コンプレックスの意味に関する仮説
⑦ 治療関係の重要性に関する仮説
⑧ 発達論的視点の妥当性に関する仮説

これらの仮説に基づくのは，精神力動志向的な治療者である．これらの仮説に基づくことで，支持的-表出的精神療法のうちの，表出的な要素が強化される．

定義 | Definitions

　支持的精神療法という用語は，関心を示すこと，具体的な手助けを行うこと，勇気づけ，楽観主義などのアプローチの呼称として，精神科領域以外の分野においてもしばしば用いられる．しかし，それらは支持的**関係**あるいは支持的**関わり**であり，支持的**精神療法**とは呼べない．支持的精神療法は診断的評価に基づいている：治療者の行動は意図的であり，特定の目標を達成するように作りあげられている．家族や友達，職場の同僚，聖職者などの支持的関係は，とても役に立つし本人の支えになるが，われわれはこれを「療法」と呼ぶべきではないと考えている．また，われわれはカウンセリングと精神療法の境界も明確でないと考えている．専門的な関係とは独特なものである．その関係は，患者やクライエントのニーズを満たすためだけに存在する．治療者が満足するのは十分な仕事ができた時であるべきであり，患者が感謝を述べた時や，患者を聴衆に見立て治療者が滔々と語る時であるべきではない．日常生活のなかで誰かの支えになりたいという気持ちになる者は多い．しかし，専門的な支持的関係においては，そのやる気は患者のニーズに合ったものでなければならないのである．

　精神医学の文献では，**支持的療法**と**支持的精神療法**という2つの用語は同義に用いられてきた．しかし，患者に精神的な安らぎを与えるが根底にある問題自体は扱わないような，内科や外科の患者に対して提供される非特異的なサポートもまた「支持的療法」と呼ばれるため，2つの用語を同義に扱うのは適切ではない．本書では**支持的精神療法**という用語を用いるが，それは，精神医学理論を学び臨床実践を積んだ治療者によって行われ，精神医療の文脈の中で提供される専門的なサービスについて述べていることを強調するためである．

　支持的精神療法は，1)症状を改善し，2)自己評価や自我機能，適応スキルの

維持や再獲得，改善などの直接的な手法を用いる力動的な治療法である．こうした目標を達成するのに必要な範囲で，現実のあるいは転移上の対人関係，および過去と現在の情動反応または行動パターンを検討する．

- **自己評価**は，患者の自己効力感，自信，希望，および自己尊重を含む．
- **自我機能**は，現実検討，思考，防衛機制，感情統制，統合機能など，Beres (1956, pp.164-235)，Bellak (1958, pp.1-40) らによって列挙されたものを含む．自我機能は，代替的に「心理学的機能」と言い換えてもよい．というのも，定式化に精神構造の構成要素に自我を含まない行動療法家や認知療法家もまた，自我機能を取り上げるからである．また，自我機能はしばしば「精神構造」として分類される．認知機能は身体的，心理的な用語として理解されるようになってきているが，心理的な用語としての使われ方は影をひそめているかもしれない．しかし，今日では，それは臨床場面でとても役立っている．
- **適応スキル**は，効果的に機能するための行動である．自我機能と適応スキルとの境界は明確には定義できない．患者による出来事の評価は自我機能に属し，その評価に基づく反応として患者が取る行動は，適応スキルである．

われわれはこれまで，支持的療法や表出的療法が全く異なることや，両要素が患者の治療にどのように含まれるかについて説明してきた．実際に，**支持的精神療法**という用語は，われわれの定義によれば，通常は支持的-表出的精神療法の連続線上に位置する．また，われわれが「精神力動的精神療法」について教えたり定義する時には，たいてい表出的-支持的精神療法を意味して用いている．アメリカの治療者の大半は精神力動的な原則に従っているが，精神力動的な原則を取り入れなくても，自己評価の重要性や自我機能の問題，適応スキルを扱うことはできる．

症例提示

次の3つの治療者のアプローチは，支持的-表出的連続線上の異なるポイン

トを示している．

　ジュアンは 55 歳の男性で，出身地のラテンアメリカの国では学校に 6 年間通っていた．アメリカに来てからは，いろいろな非熟練の仕事を渡り歩いていた．彼は数年間，結婚生活を送ったが，彼の薬物使用が原因で妻から離婚を告げられた．20 年前に 2 年ほど刑務所に入り，それ以降は薬物の使用を止めていたが，前科のせいで仕事に就くのが難しいことが多かった．現在，彼はいくつかの医学的な問題を抱えていた；そのため，彼はクリニックに通って処方を受けていた．1 年以上，精神科クリニックに月 1 回の頻度で通って，抗うつ薬をモニターするレジデントの診察を受けていた．ジュアンは精神科デイケアに通っていたが，彼はやめさせられるのではないかとずっと怖れていた．なぜなら，昼食時に誰かが彼を押しのけたり，彼が座りたかった席にほかの人が座ったりすると，彼はすぐに怒り出し，殴りかかったりするからである．デイケアや受診は，彼の唯一の予定された活動であった．困った問題を医師に相談できるように，レジデントはジュアンにほかの医師にかかることを勧め，薬物療法の効果を伝えた．レジデントはジュアンが述べる孤独に共感し，彼が薬物を使用しないでいることを賞賛した．ジュアンが妄想的な考えに付随して怒りの反応を表出していないことにレジデントは満足していたが，彼の反応の理由を彼と一緒に徹底的に検討することはできず，彼の行動に関する最も表面的な理由だけしか扱えなかった．しかし，ジュアンは，もしデイケアでほかの参加者に対してイライラした時には，スタッフの援助をいつも求めようという提案をきちんと受け入れていた．

　これは，まさしく励ましと賞賛，適応的なスキルに関する助言を含んだ支持的アプローチである．その効果は治療や薬物療法を継続できていることや，感情をコントロールする能力によって測られる．

　カルロスはジュアン（上記）と同様の問題を抱えていたが，彼はジュアンよりも自分の内的世界について考える能力があった．誰かが自分よりも出世すると，その人に見下されてバカにされたように感じるのだと彼は言った．カルロ

スは,「僕はずっとこうやって育てられてきたのだ」と言った．自分で身を守らないと，彼の父親はひどく怒り出してカルロスを罰するかもしれず，また，彼の父親が間違っていると考える人も彼の周囲にはいなかった．治療者は，このような育てられ方をした人はしばしば，侮辱されたように感じると即座に自分の身を守ろうとするのだと説明し，患者もそれに納得した．

　このケースの治療は支持的−表出的である．なぜなら内的世界を想定しているからである．治療者は，本人も気づかなかった問題をひき起こす行動について，患者が理解し始めるのをサポートしている．

　前回の診察から今日までに何か葛藤を感じましたかと，治療者がいつものようにジョージに尋ねた時，ジョージは「怒りの問題」を抱えていたことに気づき，そして，非常にイライラした．彼は不機嫌な態度で，ここ数か月の薬物療法は山のような副作用をひき起こして，全く役に立たなかったと治療者に言った．治療者は，セルフコントロールがうまくいかない理由を面接で扱うとおそらく父親に叱られた幼少期の体験を思い出すことになるだろうと伝えた．ジョージは，そんなことを考えたことがなかったが，確かにそうかもしれないと言った．

　患者の怒りが転移に起因している可能性を疑うことで，治療者は過去と現在の間にあるつながり——表出的な要素——を示唆している．この治療は支持的−表出的スペクトラムの中間に位置するといえるかもしれない．

教育 | Education

　支持的精神療法は非常に広く実践されている精神力動志向的精神療法の形式であるが，支持的精神療法を教えるのには困難を伴うことが多かった．支持的精神療法は特別な理論には基づかないし，困難な臨床上の問題を解決することもない．また，支持的精神療法の分野では，カンファレンスもなければ，特別なスターがいるわけでもなく，わずかばかりの書籍があるだけである．20世紀に行われていた精神療法家の教育は，主に精神分析家が発展させた原則に基

づいて行われていた．例えば，初学者のための短編の教科書の中で，Balsam と Balsam (1984) は次のように述べている．「治療者はまず患者の理解の仕方を学ばなければならない……患者の情動体験を理解することがその探求の焦点である」(p.1)．精神分析にはっきりした理論的根拠を持つ治療技術は，**すべての精神療法に普遍的な技術**とされた．例えば，患者が話すのを止めた時には，患者が話すのを待つか，何を考えていたかを尋ねるように忠告された．また，治療者は，患者からの質問に対して直接的な回答は避けるように忠告された (Colby 1951, pp.55-56)．要するに，治療は「ひどい神経症的な症状や不調和なパーソナリティ特性から患者を解放する」(Colby 1951, p.3) ために行うのだと教えられたのである．しかし，経験の浅い治療者が，口下手で十分な教育を受けていない患者や，困難な社会的問題やひどい行動の問題を抱えた患者を割り当てられることがあった．また，大半の患者とは月一，二度会うだけであり，数回の受診後に中断してしまうこともあった．そのため，教えられた理想的なモデルは，これらの患者たちをどのように診ればよいかについてはあまり役に立たなかったのである．生まれながらに対人関係スキルや共感性の高い，ごくわずかな訓練生は，最初からうまく行うことができた．しかし，大半の新人の臨床家は，適切な型から外れていると考えながらも，日々の実践のなかで効果的な方法を身につけていったのである．スーパーバイザーは手本を見せながら指導にあたった．一方，支持的精神療法の方法を習得できなかった精神療法家は，表出的な仮説と支持的な方法とが統合されていない不合理な面接を行っていた．Werman (1984) によれば，「患者と治療者は，ただ真似事をしているだけなのに，洞察志向的精神療法を行っているという幻想を抱きながら，長期間にわたって無意味に面接を重ねているかもれない」(p.12)のだ．

　精神的にはほとんど問題のない患者には主に表出的な治療法が適しているが，表出的精神療法に必要な資質と心理的特徴を有しているからといって表出的精神療法が適応になるわけではない．必要以上に支持的な関わりを織り交ぜることが有効な場合もあるが，それによって患者の人生をより劇的に変化させる機会が奪われるかもしれない．しかし，Hellerstein ら (1994) が指摘しているように，ほとんどの患者に支持的(すなわち支持的-表出的)モデルを用い

て，必要に応じて表出的な方法にシフトするという方法は理にかなっている．いずれの場合も，治療計画は，患者が達成したいことを考慮して決めなくてはならない．

　精神力動的な原則に慣れていない臨床家が，連続線の支持的な端に位置する支持的精神療法の本質的な目的を達成している場合がある．また，表出的精神療法を試みたことのない初心者が，支持的-表出的精神療法を上手に行えることもある．治療者は，実践を通して，患者の反応や自らの患者に対する反応に気づいていくのである．患者との共感的な関係は年月を重ねてゆっくりと構築されるのかもしれない．Viederman（2008）は，臨床家は，自分の観察と解釈に関係する幼少期の記憶を尋ね，患者の苦痛をどのように理解をするか話し合う非常に積極的なアプローチについて論じている．「治療者は患者の世界に入り，患者像と，患者の人間関係での経験をふくらませ，患者になじんだ言葉で話し合っていく．これにより，支持的関係の本質的な雰囲気が生まれるのである」(p.352)と彼は述べている．数十年という時間の経過とともに，臨床家が長年にわたって進化し続けることが，精神療法家が感じる多くの満足のひとつである．経験豊かで洗練された治療者は，洗練された支持的精神療法を行うことができるのである．

結論 | Conclusion

　支持的精神療法と表出的精神療法は異なった目的を有しており，異なった技法を用いる．精神力動志向支持的精神療法と呼ばれる治療法は，支持的要素と，表出的な要素の両方を含む．臨床家は両方のアプローチを理解し，それらを統合できなければならない．

2.

原則と行動様式

Principles and Mode of Action

基本となる前提 | Underlying Assumptions

　支持的精神療法は**直接測れる物差し**に基づくものである．改善は洞察によって生じるものとは考えられていない．フロイト（Freud）の精神分析の初期の取り組みにおける主要な考え方は，症状を生み出す無意識の葛藤が意識化され，徹底操作されることで症状はもはや心理的な必要性を失い消失するというものであった．対照的に，支持的精神療法は意識できる問題や葛藤を扱い，背後にある無意識における葛藤やパーソナリティに関する歪みは扱わない（Dewald, 1994）．自己の気づきや問題の起源についての洞察が起こることはあるし，有用なこともあるが，それは本質的なものではない．表出的精神療法は，治療者が興味と関心を示すという意味で，本質的には支持的な介入法であるといえる．支持することは，表出的精神療法においても治療結果に大いに寄与するものではあるが，二次的な現象にすぎない．

　支持的療法における患者と治療者との**関係**は，共通の目的を持った2人の成人間の関係である．一方は相手が求めるサービスを提供する者で，これはすべての専門的な関係性において同様にみられる．専門家である治療者は，患者あるいはクライエントを尊敬すること，十分な関心を向けること，誠実であること，また知識とその専門性によるスキルを活かして定められた目的を成し遂げるために積極的な努力を行うことが求められている．この原則を順守すること

は，患者との自他境界線を守ることでもある．そのやりとりは友好的なものではあるが，二者は友人になるのではない．患者は愛情を求めてくるかもしれないが，治療者は恋人になるのではない．性について未熟な患者に対し性的な援助をする存在でもない．患者に投票の仕方や結婚相手の選び方，あるいは自宅の装飾の方法を助言する者でもなければ，患者からの援助を期待する側でもない．治療者が自分自身の経験，考え，気持ちなどを長々と話している時には，それが患者の利益につながるためのものなのか，それとも治療者が話すことを楽しんでいるからなのかを治療者は検討する必要がある．もし，自分が楽しんでいるのだとすると，それは患者を搾取していることになる．

　治療者の姿勢が表出的である場合，治療者は中立性を維持し，反応に注意深くあり続けようとする．そうすれば，その治療者に対する考えや気持ちについての患者の知覚を，過去あるいは現在の生活における重要な人物に関連した気持ちの投影として分析することができる．こうした投影は**転移**と呼ばれる．この表出的な姿勢によって，患者が治療者を意見，好み，家族，あるいはパーソナリティさえも持っている人間であると認識する可能性のある反応を避けることができる．この技術的な操作は，過去に生み出された精神療法家のイメージであり，すべての質問にはっきりした答えのない返事でかわしたり，あるいはそうした質問を患者に戻すことでかわしたりする．

　治療者や患者が転移についてどれくらい話し合うかは，治療のタイプによって変わる．表出的療法では，転移の分析は患者の内的世界を理解するプロセスのための重要な要素になっている．転移は支持的精神療法のなかでも生じるが，それはすべての関係性において生じるものであり，典型的には，転移が現れることで治療継続が危ぶまれた時にのみ，話し合うようにする．実際には，ほとんどの精神療法が支持的-表出的なものであるため，転移はタブーなものとはならない．1980年代以降に次第に知られるようになってきた関係性療法 relational therapy（Fonagy and Target 2009 ; Greenberg 2001 ; Mitchell 1988）では，患者-治療者の相互作用を集中的かつ継続的に検討することが治療プロセスの主な焦点となっていて，治療者は古典的な治療の場合よりもずっと多くのことを開示する．これは未熟な治療者によってなされるアプローチではな

い．スペクトラムの支持的な極でも，治療者が患者に，現在のやり取りのなかにみられる問題に気づかせようとすることは役に立つことが多い．

治療者1：はっきり私の意見に同意しないとおっしゃっているわけではないのですが，あなたはこれまで私が示したすべての提案のどこかに問題を感じておられるようですね．**（患者にもっと率直になってもらうための明確化，背景にある問題を扱わないもの）**
治療者2：日常生活を機能的にやっていくステップについて私が取りあげようとすると，あなたは必ずご両親がどんな悪いことをしたかに話を戻すということに気がついていらっしゃいますか？**（支持的-表出的療法における観察）**
治療者3：私があなたのお父様のことについて尋ねると，仕事上の問題や社会情勢などの話になってしまうことに気がついていらっしゃいますか？**（支持的-表出的療法における直面化）**

本章のはじめの部分でも述べたように，支持的精神療法の関係性は共通の目的を持った2人の成人間の関係である．治療者はポジティブな気持ちが育つように働きかけるが，患者がこうしたポジティブな気持ちを持ち出してくるのであれば，治療者はそれを受容し，患者にそれらを理解させようとすることはしない．治療者に対する患者のポジティブな感情は，たとえそれがやや非現実的なものであったとしても，治療同盟を維持するのに役立つものであり，また潜在的に治療者への同一化に役立つ〔第6章「治療関係」（145頁）を参照．患者-治療者間の関係についてさらに議論されている〕．

患者1：先生はいつも，物事を考えるのにとても明確な方法をお持ちですよね．私はつい我を忘れてしまいます．先生は問題が何なのか，それに対して何をすべきかをいつも知っていらっしゃる．
治療者1：ありがとうございます．問題の真っただ中にいるよりも，複雑な問題についての説明を聞いているほうが簡単ですから．

基本となる前提　017

治療者や治療に対するネガティブな感情が明らかである場合，あるいは疑わしい場合には，そのことについて話し合う必要がある．なぜなら，そうしたネガティブ感情は治療を脅かしたり，治療の中断につながったりするからである．

患者2：ここに来るのがとても大変で，いつも直前になっていろいろ用事が立てこむんです．遅れてすいませんでした．
治療者2：来ていただきやすくなるように，約束の面接時間を変更することもできます．でも，もしかすると，面接を続けることに疑問を持っておられるので，前よりここに来づらいと感じているのではないかと思うのですがどうでしょう．

　表出的精神療法では，治療者に対する患者の気持ちを（無意識的に）表出した可能性のあるものとして，患者の現在の生活で生じた出来事に対する患者の反応について話し合うこともある．

患者：カスタマーサービスと30分も電話していたんです．これには本当にイライラします．これまでで最悪です．あの連中は全く無能ですね．
治療者：先週，あなたはご自分の問題に対して私がすぐに答えを出さないことに不満をこぼしておられましたね．ひょっとすると，カスタマーサービスに特に腹を立てたり，彼らが無能だと感じたのは，あなたが私を無能だと思って腹を立てていたからかもしれませんが，どう思われますか．

　しかし，支持的精神療法では，セラピー中に起こる出来事を，日常生活のなかで起こっていることを説明するものとして，あるいはその型として提示することもある．

患者：これには本当にイライラします．これまでで最悪です．あの連中は無能ですね．
治療者：先週，あなたはご自分の問題に対して私がすぐに答えを出さないこと

に不満をこぼしておられましたね．あなたは礼儀正しくされていましたし，そのことについて話し合うこともできていました．ただ，その時のあなたは腹を立てるようにはみえなかったですね．おそらくあなたはここで私といる時のように，そのカスタマーサービスと話している時も理性的で，自分を抑えることができていたのではないでしょうか．

　支持的精神療法と支持的-表出的療法の過程では，治療者は自分が知人と共有したいと思うような情報の限界設定の範囲内で，個人的な質問に単純で率直な答えを出すこともある．通常は秘密にしておくような情報を開示することは，しばしば公私を分けるべきという境界を破ることにつながる．治療者の姿勢が主に表出的なものである場合の治療的戦略は，治療者に対する患者の考えは転移の存在を明らかにしている，という仮定に基づいている．

会話スタイル ｜ Conversational Style

　支持的精神療法は会話の形で行われるが，会話というのは成人が交流する時の主な形である．そのため読者は，本書で何か述べる必要があるのかと不思議に思うかもしれない．われわれが支持的精神療法について最初に書いた時，治療者の仕事は，「こころに浮かんだことを何でも言うように」と指示された患者の言葉に黙って耳を傾けることではないということを初心者に伝えることが重要だった．精神科のレジデントは今でもだいたいが長々と黙って耳を傾けているが，これは何を言ったらいいのかわからなかったり，患者が一息つくのを待っていたり，もしくは次に出る発言が重要で，核心をつく一言がもうすぐ出てくるかもしれないと期待していたりするからである．初心の治療者は，おそらく，あまりに早く沈黙を遮ってしまうとその患者の問題がわからなくなってしまうかもしれないということを知っているのだろう．治療的な姿勢が支持的である時，治療者は長くは待たないだろう．長い沈黙に直面すると，表出的な治療者は「自分が話す番がきたサインだろうか」と考える．対照的に，支持的な治療者は「自分が話しては**いけない**理由があるのだろうか」と考える．

治療的なやりとりは会話である．ただし，普通の会話ではない．普通の会話では，話し手が相手の番，自分の番と切り替わる．相手が今朝の通勤途中に何があったのかを自分に話し，自分は通勤途中に起こったことを相手に話す．相手が飼っているペットの話をすれば，自分も飼っているペットの話をする．セラピーでは，治療者は**応答的**だが，いつも患者が話す番なのである．

　精神療法を知らない医師は，応答的でも支持的でもないあるコミュニケーション・スタイルを長い年月をかけて磨いてきていることが多い．彼らは質問をすることで病歴を聴取する芸を習得してきている．発言がどれも質問になれば，そのプロセスは取り調べである．動機づけ面接についてMillerとRollnick (1991, p.66) は，立て続けに3つを超える質問をすべきではないと書いている．なぜなら，そうすることで能動的な専門家と受身的な患者という関係を暗示してしまうためである．支持的な会話の様式を維持するために，治療者は応答的でなくてはならない．応答する時，治療者は患者に何かしらを伝える．注目を集めることで満足を得る自己愛的な患者を除き，人は何かを与えた見返りに何かのお返しを期待するものである．このお返しが知識を持った興味深い人物，つまり治療者からのものだと，満足し安心できる．

　会話スタイルの話し方を維持するために，治療者は，患者の自発的な発言と質問に対する患者の反応の両方に応答していく．

患者：いつもよく眠れています．

治療者1：わかりました．

患者：でも，まだ仕事に出るのは難しいです．失業手当で何とか生活しているところですし．

治療者1：わかりました．

患者：先生がおっしゃるように，なるべく忙しくするようにしてます．

治療者1：わかりました．

患者：でもまだちょっと気分がすぐれない時もあるんです．

治療者1：わかりました．**（何も提供していない，反復的な癖のようなひどい反応だが，病院では珍しくない）**

患者：いつもよく眠れています．

治療者2：それをうかがえてうれしいです．それはお薬なしでですか？

患者：ええ，でも，まだ仕事に出るのは難しいです．失業手当で何とか生活しているところです．

治療者2：仕事に就く準備ができていない時に失業保険は大切ですね．ただ，それではあなたの生活は満たされないですね．

患者：先生がおっしゃるように，なるべく忙しくするようにしています．

治療者2：いいですね．何をしていらっしゃるんですか？

患者：自宅の地下の掃除をしています，少しずつですけど．床だけじゃなくて天井のパイプの埃を落としたり，とかですかね．まああまり重要なことではないんですけど．

治療者2：あまり楽しいことではなさそうですね．でも，掃除を終えた後にはその成果がみられますね．

患者：でもまだちょっと気分がすぐれない時もあるんです．

治療者2：それは大変ですね，ではそのことについて話し合いましょうか．

(治療者の応答は核心をつくものではないが，興味と関心を示している)

多くの患者を受け持ち，時間のない医師は，話が冗長でまとまらない患者に苦しめられる．この問題に対処するために，医師は，自分が主導する質問をしたり，患者の答えを促すような質問（複数選択のリストを含む），あるいは「はい」か「いいえ」を引き出す質問をする習慣を身につける．

治療者1：家族を養うために働かなくてはならなくて，学校をやめたんですか？（よりよい質問：**学校をやめるという決心について知りたいのですが**）

治療者2：あなたのお母さんは，学校をやめるのはよい考えだと思ったんですか．それとも反対しましたか？（よりよい質問：**あなたが学校をやめる決定をしたときにお母さんは何とおっしゃったんですか？**）

治療者3：あなたはアルコールをどのくらい飲みますか．食事と一緒に少しだけですか？（よりよい質問：**あなたは通常，どのくらいアルコールを飲みま**

会話スタイル 021

すか？）

　開かれた質問は非常に多くの情報を引き出すことができる．患者が漠然とした質問に答えられない時には，促したり示唆したりするのがよい．"違います"という答えを引き出す促しや，代わりになる正しい答えが含まれていない多肢選択のリストだと，治療者に理解されていないと患者が考える可能性がある．

　質問をすることを覚えた初心の治療者は，無意味に同意するようになり，患者が発言したばかりの言葉にいつも反応する危険がある．治療者があることを質問して，患者が部分的に答えると，別の話題に移り，そしてまた治療者はそのことについて質問するといったプロセスが繰り返され，治療者は何か役立つことに取り組もうとする機会を全く持つことができない．初心の治療者は簡単に話題から離れてしまうが，それは患者の答えが適切でない場合に，最初の質問への答えを深めないで次の質問に進んでしまうからである．要するに，質問のしすぎは望ましい形ではなく，一度質問をした場合にはその答えを得ないまま質問を放棄してしまわないようにすべきである．きちんと最後まで話を理解しようとしない治療者は，本当は患者のことなど気にかけていないのだというメッセージを送ってしまっていることになる．

治療者1：去年，抑うつ状態になったきっかけや出来事などについて，何か心当たりはありませんか？
患者：何もないです．なぜかこうなってしまいました．前触れもなく突然に．
治療者1：これまでに死んでしまいたいと感じたことはありますか？（**自殺も確かに重要な話題ではあるが，何が抑うつ状態をひき起こしたかに関心があるのであれば治療者はその話題を続けようとすべきである**）

治療者2：うつ病が始まった1か月くらいの間に，あなたの生活で何が起きていたのでしょうか？（**因果関係について患者に聞くのではなく，一般的な質問を続けている**）
患者：特に何も．仕事に行っては家に帰るという感じで．夫も働いていまし

た．子どもたちは学校でしたし．(**情報がない**)
治療者2：では，それらをひとつずつ取りあげてみましょう．どんなお仕事で，何をされていましたか？　同僚はいかがでしたか？　何か問題はありませんでしたか？　あなたが辞めることを誰か心配していましたか？　仕事内容の変化はありましたか？　あなたの上司はどうでしたか？　昇進などはありましたか？(**意図的に複数の選択肢を提示し，治療者はこの話題が重要かもしれないことを知らせている**)
患者：たいして何も……，どれもがありふれた日課だったので．(**情報がない**)
治療者2：なるほど，ではその時のご主人やお子さんの様子を教えていただけますか．彼らはどうでしたか？　何かきっかけとなった事柄を探しているんですが，その時は気にしないようにしてあまり考えなかった事柄だったかもしれませんね．(**答えを促す質問を支持的なやり方で行う．質問に対する答えを提示することは，はじめのほうで悪い例として記した．ただ，それは患者に重要な事柄を教育する際，あるいは焦点を維持させる際にはひとつの方法として用いられる場合もある**)

　患者が述べていることに関するさらに詳細な情報を探そうとすることは，関心や注意を示していることを患者に伝えることにつながる．攻撃的に追加の情報を追い求めていくのでなければ，それは支持的な行為である．詳細な情報を入手する鍵は，この素晴らしいフレーズであることがしばしばである．それは「例えばどんなことでしょうか」である．

患者1：仕事で頭にきたら，仕事に戻らないだけです．
治療者1：例えばどんなことでしょうか．あなたがそうなってしまった出来事って何だったんでしょう？
患者1：なんてことはないのですが，カウンター業務をしていた時，客が私につっかかってきたんです．
治療者1：客があなたにつっかかってきたんですね．では，その時何があったのか，ちょっと探ってみましょうか．その客は何と言って，あなたは何と返

したんでしょうか？

患者2：私が全部やらなきゃいけないんです．夫は家では頼りにならないし，私が仕事から自宅に戻ると，夕食の支度をしなきゃいけないし，夫が先に家に帰っている時もですよ．

治療者2：「頼りにならない」とはどういう意味でしょうか？ ご主人は何もしないってことですか？

患者3：いいえ，私は決して怒ったことはありません．癇癪を起こした記憶はありません．

治療者3：あなたを少しでも不快にさせたようなことがあれば，いくつか例を挙げていただけませんか？

自己評価を維持し，高める｜Maintaining and Improving Self-Esteem

　自己評価を維持したり高めたりすることは，支持的精神療法における主要な関心事である．それは，ひとりの人が受容や承認，興味，尊敬，あるいは称賛を伝えて，もうひとりの人の自己評価を支えることを意味している．日常生活や人間関係でこうしたものが欠けていたり不足したりしている人は，その存在に気づくと反応するだろう．ほかの人と人間関係を作れない患者，ほかの人から避けられている患者，あるいはほかの人が非難の目で自分を見ていると（おそらく正しく）考えている患者は，自分を受け入れ関心を示してくれている人の姿を治療者のなかにみいだす．治療者の受容と尊敬は言葉にはされない．治療者は患者への関心を伝えるが，それは，これまでの会話を覚えていることや患者が話したことを思い出すこと，そして患者の好き嫌いや態度に気づいていることを明らかにすることによってである．それを証拠として，患者のなかにみられる関心事を話題に挙げる作業を行う．受容は，口論，中傷を含む多くの人間関係で普通にみられる言語交流を避けることによって伝えられる．そして非難といった，残念ながら患者とヘルスケア提供者の関係においてもみられる．

治療者1：あなたがMRI（磁気共鳴映像法）を受けても意味はないですよ．単に人の名前を忘れただけですから．（口論）
治療者2：何が言いたいんですか？（中傷）
治療者3：毎日薬を飲むように言われませんでしたか？（非難）

以下は，もっと心地よい言葉の返し方である．

治療者1：名前を忘れるということは一般的に，正常な人たちが経験する最初の記憶の問題です．もしそのことだけが問題だとしたら，MRIでわかるような類のものではないでしょうね．
治療者2：よく理解できないのですが．
治療者3：毎日薬を飲んでいないと，得られるはずのたくさんの効果が得られなくなってしまいます．もし薬の量が多すぎるのであれば，そのことについて話し合いましょう．薬の量を減らしてもいいかもしれませんしね．

　患者の自己評価を強化したり，自己評価を低めないようにするために，治療者は（直接的，あるいは暗に）他者を圧倒するような言葉と，患者を萎縮させたり無力に感じさせたりするような行動を避けなくてはならない．それは例えば，大げさな態度であったり，くどい話し方であったり，もしくは見せつけ的なものだったりする．以下は，圧倒するような言い方の例である．

治療者1：私はあなたを理解しようとしているんです……．
治療者2：あなたに薬を出そうと思います．
治療者3：それはあなたの想像です．

以下は同じ内容をよりよい言い方にしたものである．

治療者1：自分の頭のなかを整理したいと思います．
治療者2：お薬の話をしましょうか．

治療者3：周りの人に聞こえないようなことをあなたが聞いたとすれば，それは想像ではないのでしょう．外の世界の何かによって起こされたものではなくて，あなたの頭のなかで何かが起こっているということなんでしょうね．

「**なぜあなたは**」とか「**どうして**」で始まる質問は攻撃として受け止められることが多いので，避けるべきである（Pinsker 1997）．成長の過程で，ほとんどの人は，「なぜそんなことをしたの？」という言葉が情報を集めるためのものではなく，何かをしたことで叱責される時のものだということを学習する．同様に，「どうしてそれをしなかったの？」も「それをすべきだったのに」という意味である．攻撃は自己評価を損う．**なぜ**の代わりに以下のような言い方をすることができる．

治療者1：あなたがそのようにした理由について，説明していただけますか？
治療者2：あなたが学校をやめた理由は何だったんでしょうか？
治療者3：あなたの行動には，あの人たちに警察を呼ばなければと思わせるような何かがあったんでしょうか？

　攻撃的な質問はほとんどの関係で当然のものとして受け入れられていて，従来の医療の実践の場で確かな慣習になっている．そのために，合理的な使い方をすれば，治療を破壊することはない．その目的は，手際よく治療を実施するためであり，治療の成功の可能性が高まる．そのことと関連して，もし可能であれば実践的にはネガティブな反応よりもポジティブな反応を引き出す質問をするほうがよい．例えば，肥満の患者に対しては「運動しますか」と聞くよりも「運動をするのが難しく感じますか」と聞いたほうがよい．可能な場合には，焦点を絞った質問よりも一般的な質問のほうがよい．例えば，「（デザートには）ケーキを出しますか」よりも「デザートには何を用意しているのですか」と聞くほうがよい．治療者は，患者があまりに多く「いいえ」と答えなくてはならないような質問をするべきではない．「いいえ」と答えそうな質問をするのは，治療者が患者を理解していないという意味になる．

医師−患者の関係性には，助ける力を持った者とその助けを求める者が存在する．医師は巧みに援助を行い，そうした関係性が本来持ち合わせている不平等さを最小限に抑え，患者に尊敬の念を伝える必要がある．尊敬は自己評価にとっても治療同盟にとってもよいことである．患者に対して曖昧で否定的な説明を行うことは，尊敬していないということを示してしまうことになる．

患者1：この薬のせいで眠くなると思うんです．
医師1：だいたいの人には問題ありませんでした．最近，食欲はいかがですか．（**否定的な言動**）

患者2：気分がよくありません．
医師2：そうですか，よいようにみえますけどね．（**うつ病の人は自分がよくなったと感じる前によくなったようにみえるものだと説明した上であれば，このように言ってもよいだろう．突然このように言うと，否定的でケンカ腰なものになる**）

　高学歴で洗練された患者でも，ヘルスケア提供者の失礼な態度に対し我慢する傾向がある．これは患者がヘルスケア提供者を頼りにしているからである．患者はヘルスケア提供者の失礼な態度や行動を我慢する傾向があるが，これは患者が提供者に依存しており，自分に敵意を向けられるリスクを負えないからである．患者は自分の憤りに気づかないようにするために合理化や否認といった防衛を用いることがある．多くの人にとって，ケアを必要とする現実は自己評価にネガティブな影響を与えるものである．ヘルスケア提供者は傷口に塩を擦り込むような真似をすべきではない．

　われわれが勧めるのは，なぜ質問したのかについて治療者が患者と話し合うこと，治療の方向性について説明すること，そして，話し合う題材について患者の同意を取ることである．こうした方法をわれわれは，「アジェンダを設定すること」あるいは「地図を示すこと」と呼んでいる．患者にとって，こうした方法は，自分の知らない方向へと進むことにまつわる不安と，自分自身が

劣った位置にいるという考えを強化するような疑問を感じる雰囲気の両方を防ぐのに役立つ．

防衛 | Defenses

　支持的なアプローチでは，防衛が患者の無意識的な目的に役立っている場合，例えばその人を不安などの不快な感情から守っている場合，その防衛は強められる（支持される）．治療が主に表出的である場合には，防衛が同定され，防衛を必要とする基底にある葛藤を見つけるために検討が加えられる．支持的精神療法では，防衛は非適応的な場合に限って取り上げられる．例えば，患者の示す否認が，人生において避けることのできない致命的な結果について考えないようにするための方略である場合は，適応的である．一方，その否認が自分の身の安全や役に立つ治療を拒否する結果になるのであれば非適応的である．他の例では，注意深く，強迫的なスタイルは医学生には役に立つが，作業や関係性を阻害するような強迫行為は非適応的である．表出的精神療法では，受動的攻撃的行動は，無意識的な敵意と他者をコントロールしたい欲求を示すものとして探索されるかもしれないが，支持的精神療法では同様の行動が適応的として受け入れられるかもしれない．防衛を扱う場合，状況は流動的である．治療者はある防衛を支持する一方，別の防衛に疑問をさしはさむことがある．また，治療者は，治療初期にはある防衛に気づいていてもそれに触れずにいて，治療が進んでから尋ねることもある．

　治療者は，治療者-患者間の関係性で支持的な姿勢を維持しながら，患者の行為と思考の意味を探ることは許されることだし，望ましいことでもあると考えるべきである．防衛的な姿勢を反映していそうな発言に対して治療者が支持したり，聞き流したり，あるいは質問したりするかどうかは，その時の状況によるものであり，患者-治療者間の会話の文脈にもよってくる（例えば，治療者は患者に質問すること，あるいは患者の流れに任せることが患者の話の妨げになるかどうかについて考えなければならない）．以下は，異なる反応の例である．

患者：私は病院にいるのが嫌でした．毎日誰かが騒ぎを起こしては，スタッフたちが注射を片手にその患者の上に飛び乗っていました．私は，そんなに悪い状態でなくてよかったけれど．

治療者1：そうですね．（**コメントなしで防衛を受け容れる**）

治療者2：おそらくあなたは自分もそうなるのではないかと心配されていたのかもしれませんね．精神疾患と聞くと自分をコントロールできなくなってしまうことだと思う方が多いんです．だから，精神疾患のために入院したら自分をコントロールできなくなってしまうんじゃないかと思って怖くなるんです．（**衝撃を和らげる"一般化"と呼ばれる手法を用いながら防衛を説明する**）

治療者3：ええ，あなたの状態はかなり違いましたね．重症のうつ病だったり，精神エピソードだったり．あなたはそうした状態にはなっていませんでしたものね．（**防衛を奨励する**）

どの時点で治療者はいつ表出的になる必要があるのだろうか．基本的な支持的技法が患者の目標を達成するには十分ではないとみなされる場合はいつもだし，表出的技法を使うことによって患者の生活が改善される可能性があると思える場合もそうである．表出的技法は支持的な姿勢を変えなくても使うことができる．第1章「支持的精神療法の基礎理論」(1頁)で述べたように，治療者は患者に対する自分の基本的な姿勢が支持的なのか表出的なのかがわかっている必要がある．治療者は，転移を誘発する中立性と現実の関係性の両方を同時に維持することはできない．

精神力動的な仮説 | Psychodynamic Assumptions

多くの医師が精神力動論やほかの精神療法に触れることなく精神科の研修を始める．研修を受ける者のなかには，精神力動的な考え方があまり知られていない国の出身者もいる．そうした医師は，病歴を聞いた後に患者と何を話していいのかわからず，患者が自らの過去や気持ちを話せば何らかの形で改善が生まれるのではないかと期待してしまうかもしれない．そのため，全くの初心者

のために精神力動論についていくつか説明したい．

　精神力動とは，精神活動の意識的な要素と無意識的な要素の相互作用のことであり，行動の意味を説明するものである．精神療法の課題のひとつは，症状と機能障害から健康な状態を作りだすことである．この課題を達成するために，患者と治療者はこうした症状や機能障害が生じてきた病歴や生活史を振り返る作業に取り掛かり，因果関係を明らかにしていく．精神力動的な考え方にも様々な学派があるため，時にはそれぞれが別の説明を導き出すこともある．しっくりくるような物語を作るプロセスが最も重要なのである．

症例提示

　以下は精神力動的な定式化の例である．

　デイビッドはもともと自分のことは自分でできる快活な男性であったが，心臓発作のために入院した時には予後が非常によいと説明を受けていたにもかかわらず，要求がましく非協力的になっていた．精神力動的な仮説では，デイビッドの場合受身的でどこか無力な病院の患者という役割が不安をひき起こしていて，横柄な態度を取ることによってそれを代償しようとしていると考えることができる．彼は強いられた受身性が自らの目立った行動の背後にあることに気づいていなかったために，その行動は無意識によるものであるといえる．

　統合失調症患者であるマークは，一晩中テレビを見ていたことを両親から批判されたために両親に対して腹を立てて，抗精神病薬を飲まなくなってしまった．カルテによれば，彼は服薬指導も受けていたし，その重要性も理解していたという．彼は，薬を飲むのを「忘れる」ことが心理的な動機による反抗だということには気がついていない．

　ザックは健康的な 10 代の若者であり，大学 1 年の時の感謝祭の休暇で実家に戻っていた．彼は実家を離れる前の日に大きなケンカをして，その後実家を離れようとすると，腹が立つようになった．彼は自分が（すべてではないが）ど

こかに，実家にいて頼りたいという気持ちがあることに気づいていない．彼は怒ることで，家を離れる際の悲しみを感じずに済むようにしているのである．

　スーザンはクリニックを定期的に訪れ，毎回，ほかの人がいかに自分を虐待してきたかについて詳細に語る．彼女が抱えている問題のうち，少なくともそのいくつかをひき起こしたり，維持させたりしている彼女の役割について検討してみようとスーザンに何度も持ちかけた後，治療者は，その治療をうまく使えておらず役に立っていないようなので治療を中止すべきではないかと提案した．精神力動的な仮説としては，人間は決まった行動パターンを繰り返すことで不安を和らげようとするものであり，スーザンは自分が拒絶されるような状況を自ら作り出して，人間関係に対する彼女自身の予測を確認している可能性がある．

気づかれていない情動
　精神力動志向的精神療法の仮説では，認識されていない情動が現在の不快な気持ち，あるいは非適応的行動に影響していることが多いと考える．時に，単にその情動に気づくことで症状が緩和されることもある．もっと多いのが，気持ちを発見することによって，間違いなくより効果的なコーピングを使おうと意識的な決断ができるようになることである．これは，支持的精神療法の焦点になる適応スキルである．以前，多くの患者の症状は，受け容れがたい性的な感情と結びついていると考えられていた．これは，今日ではあまり一般的でない問題である．気づかれていない怒りは頻繁にみられる問題である（「怒りを表出する」ことがかつては単純で有効な治療法として考えられていたが，今では逆効果であると考えられている）．その他，しばしばみられる隠れた気持ちとしては重要な対象を喪失した時に体験されていない悲嘆，あるいは罪悪感や絶望感または称賛されたい，あるいは人に従われたいという願望が挙げられる．なかには，ほとんど感情に気づかない人もいる（こうした人たちを言い表わすのに**アレキシサイミア** alexithymia という用語が使われてきた）．こうした人たちにとって重要な目標となるのは情動に気づき，認め，同定し，ラベル付けす

ることである(Misch 2000)．全般的な課題としては，情動への気づきを記憶構造と現在の生活に組み込むことである．

　初心の治療者は，患者が言ったほとんどすべてのことに対して，答えにどう対応するか考えたり計画したりせずに，「どんな気持ちでしたか」あるいは「今どんなお気持ちですか」と尋ねることがよくある．しかし，治療者と患者が気づいていない気持ちの問題に取り組もうとしているのであれば，過去の出来事に関連した患者の気持ちを探っていく必要がある．また，治療者と患者がコーピング方略を検討している場合，または患者に対する共感的な理解を広げる機会を治療者が探している場合も同様である．多くの場合，現在の気持ちに対しては，「それについてどのようにしようと思っていますか」と質問して話し合うべきである．「何を考えましたか」も「何を感じましたか」と同じように役に立つ質問である．なぜなら，これらは思考プロセス，現実検討，あるいは適応スキルに関連するからである．要するに，思考はわかるが感情がわからない人にはさらに感じられるように，一方で感じ過ぎる人には今以上に考えて判断できるようになることが求められる．しかし一般的に，治療的な対話には気持ちと思考の両方が含まれる．患者の情動反応を理解することなく適応的解決に飛びつくのは，適応的な方略を無視するのと同様に間違ったことである．

　「どんなお気持ちでしたか」という質問は，患者がその気持ちをどのように扱ったのかについて話し合いを始めたり，あるいは感情が認められない場合には，気持ちが欠如していること自体を重要な発見として話し合いを始めたりする場合に役立つ．

患者：隣の家の男性に，買い物に連れていってほしいとお願いしたんですが，彼は時間がないと言ったのです．彼は私なんかよりもすることがないのに．
治療者：そのことについて，あなたはどう感じましたか？
患者：別にいいんです．彼だってそうする必要はないですね．**(回避的で，情動反応を否認している)**
治療者：確かにそうですね．彼はそうする必要もない．それはもっともなご意見だと思います．**(称賛)**

でも，私があなたの気持ちについて質問した時に，あなたは，状況の分析をされましたね．**（直面化，黙示的な質問）**
患者：私は何も感じませんでした．
治療者：あなたが先ほどおっしゃったのは，たいていの人ががっかりしたり，怒ったりするような状況です．そのように反応をしても別に他人が言うことをきいてくれるわけではありません．ただ，重要なのはあなたがどんな気持ちになったのかを知ることです．それがわからないと，あなたに降りかかる事柄についてよい選択ができませんよ．**（教示，ノーマライズ）**

不適応行動

　精神力動志向性のセラピーにおけるもうひとつの重要な考え方として，人は，確立された時点では適切であったが，今では不適応的になってしまっている行動パターンを繰り返しがちだというものが挙げられる．これは，例えば，青年期の両親への情動的依存を減らすことが重要な時期に，たいていの人が好戦的もしくは反抗的な態度をとるだろう．こうした態度は，16歳では適切であったとしても，26歳，46歳，66歳と持続するとトラブルの原因となる．なかには，これまで自分が慣れていて理解もできるが，今となってはもはや役に立たない行動パターンをいつまでも続けている自分に気づけば，決意して自分の習慣的な反応を変えようとする人もいる．認知行動療法は，思考パターンに関連した思い込みに焦点をあて，そうした思い込みを克服するための方法を提供する．認知的なアプローチと精神力動的なアプローチは通常別々に教えられるものではあるが，日常の治療では両アプローチの方法が統合されて用いられている．

　症状や不適応的行動を説明するパターンを探し出すことは，支持的-表出的精神療法の表出的要素である．治療者は治療において病歴を聞き出した後まず，存在しているが言葉にされていない気持ちと思い込みに関心を寄せる．その後，見え隠れする気持ちと思い込みに関心を移し，それから本当に隠れてしまっている気持ちと思い込みに関心を寄せていく．精神療法とは玉ねぎの皮むきのようなものであるという喩えは，古くから知られている．

精神発達論と人生早期の体験

　精神力動的な考え方は現在の生活における要素間の相互作用を説明するが，行動に影響する力，情動，もしくは，思い込みの起源については説明しない．**精神発達論**は，こうした起源を探っていく．できるだけ多くの女性と性的関係を持ちたがる男性をある治療者が「ドンファン症候群」だと呼ぶ場合，その治療者は診断をしていることになる（症候群の診断であって DSM 診断ではない）．その治療者がその男性に対して，自分の男らしさに不安を持っているためにそうした行為に走るのだと述べた場合には，その治療者は精神力動的な仮説を打ち出したことになる．また，その患者が自分の高圧的な父親に恐怖を抱いていて不安になっているとその治療者が述べる場合には，発達論的な仮説を打ち出したことになる．関係はすぐに作れるがパートナーの欠点をみつけては愛し合う仲からケンカしあう仲となっていつも関係を終わらせていた 30 代後半の女性の場合，精神力動的な仮説としては，彼女は近さや親密さに対して無意識に恐怖を感じている，というものになるだろう．

　人生早期における対人関係や情動体験は個人の発達と問題にとって重要である．過去を振り返り意味をみいだすことは，それ自体が有用なことである．それは，そのプロセスの間に，これまで自分の身にランダムに降りかかったと思われた出来事には何かしら意味があったと理解するようになるからである．

　初心の治療者にとって問題となることに，患者のなかには自分のひどい幼少期について延々と語り続けて，自分がいろいろとひどい仕打ちを受けて苦しんだのかを強調する場合がある．経験の浅い治療者は，自分自身のパターンや人との関わり方を見直すための話し合いを避けている患者に話をさせ続けることで，何かよいことが起こると希望を抱くのかもしれない．実際，このような発散技法は，患者が自分の苦痛な経験を言葉にできてこなかった場合には有用なものであり，支持的で適切な方法になることがある．おそらくそれは，患者がそうすることを怖いと感じていたり，これまで誰も耳を傾けて理解しようとしてもらえなかったからである．同じ話を繰り返すことは患者の目標が再発予防，治療者の目的が現状維持である場合には適切な方法かもしれないが，目標が患者の生活の改善である場合には，そのように話を繰り返すのは，不適切である．

行動の様式 | Mode of Action

　自我機能と適応スキルを高めるという支持的精神療法の目的を達成するためには，教示，勇気づけ，励まし，モデリング，先を見越した指導などが使われる．一般的に人は，患者に限らず，学びたいと思い，自身の置かれた状況を向上させたいと考え，そして教え導く人を信頼している場合に，教示や指示に反応するものである．彼らは，教え導く人を喜ばせたいので協力するのかもしれない．そのような協力は，精神分析では「転移性治癒」と呼ばれてきた．メニンガー精神療法研究プロジェクトから，この転移性治癒による変化は安定していて，かつ持続するということが明らかになった(Wallerstein 1989)．時にはほかの人，特に権威的立場の人からの助言や指導が触媒になって，患者が自ら語っていた変化を達成できるようになる．

　精神療法の多くのアプローチが様々な主張を繰り広げるなかで，精神療法の効果をもたらす要因を発見することを目的とした広範な研究が行われてきた．すべての治療法が効果的であることが明らかになったことから，重要なリサーチクエスチョンが明らかになった．それは「すべての治療法に共通するものは何か」というものである．多くの共通要因がみいだされるなかで，治療関係あるいは治療同盟がおそらく最も重要である(de Jonghe et al. 1992; Frank and Frank 1991; Rosenzweig 1936; Westerman et al. 1995)．患者と治療者の間に良好な関係があれば，治療は役立つものになる．関係があまり良好でなければ，治療によって成し遂げられるものはあまりない．したがって，治療者は良好な関係を作り，良好な関係の妨げとなる行為を回避する丹念な努力が求められる（さらなる議論については第6章「治療関係」(145頁)を参照のこと）．

　AlexanderとFrench(1946)は**修正感情体験**という用語を提唱した．これは，転移によって患者が過去の不快な関わりに関連した特徴を治療者が持っていると無意識的に知覚するようになることから生まれてくる．しかし，治療者は過去の人物がしたようには反応しない．次第に過去の感情は弱まり，患者はもはや過去の感情の台本にしたがって今の関係に過去を再演する必要はなくなる．この理論によれば，しっかりと分析を行わなくてもこうした結果が生じ

る．修正感情体験は，どのような精神病理，または精神療法であってもどこかの時点で生じうるものとされる．Gabbard(2010)は現在の考え方を次のようにまとめている．つまり，「今やたいていの臨床家と研究者は，解釈を通した洞察は歴史的に理想化されており，精神療法での新たな関係のなかでなされる体験によっても変化が起きると感じている」というのである(p.94)．

　教育と指導は，人々の生活に変化をもたらす力を有している．助言と指導は信頼し尊敬している人から与えられた場合に最も従われやすい．上手な治療者，あるいは指導者は，取り入れられ使われる時に必要な指示を出す．患者の母親は「部屋を片付けなさい」と言ったかもしれない．対照的に，精神療法家は「あなたが生活するなかで整理ができないことを示すような環境に囲まれているのは，あなたの自己評価にとってよくないですね」と言う．時に，このアプローチだけで変化をもたらすに十分である．

　1960年代，臨床精神科医よりも科学志向の心理学者がそれまで関心を向けていた学習理論は行動療法（多くの障害に効果的であることが示されてきたアプローチ）の理論的な基礎として示された．これは精神分析理論の基礎となる理論に基づく予測とは正反対のものであった．たとえ患者も治療者も問題の歴史的な起源を理解していなくても，教育的なアプローチに基づく治療によって，変化が起きることが明らかにされた．そのような変化を保証したり予測したりできるわけではないが，教育と指導は行動や思考を変化させる方法として歴史を通して受け容れられてきた（患者が以前かかっていた治療者のことを話題に出す時にその治療者が自分に何をするように言ったかを語ることが非常に多いことに驚かされる）．学校教育に焦点づけたものではあったが，学習のプロセスに関する研究によって，新しい情報がすでに知っている情報と結び付くこと，情報を繰り返し検索することによってその後思い出しやすくなること，そしてその情報を詳しく述べることが学習に寄与することなどの観察所見が得られた（deWinstanley and Bjork 2002）．学習理論の領域は，例えば批判的内省（Mezirow 1998）のような，教育と変化を説明するのに役立つ可能性のある方法として貢献してきたが，こうした考え方は精神療法の教育には浸透しなかった．認知療法や行動療法の技法は支持的精神療法においてもあまり形式張

らずに用いることもあるが，通常は宿題に重きを置かない．誤った認知と自動思考の持続は症状形成と非適応的行動にしばしば寄与するプロセスとしてとらえられる．支持的精神療法では，患者が必要に応じて内省することができる場合には，治療者が誤った認知を取りあげることがある．行動療法の中心的なテーマである脱感作は，かつては苦痛だった記憶への安全な曝露を繰り返し，過去を志向する精神療法の効果を高める働きをする（Goldberg and Green 1986）．

　支持と表出の連続線上の最も支持的な部分に触れた患者は，興味を持ちかつ受容してくれる人と話ができるというだけで生活上の孤独感を最小限にすることができるし，また特に何の保証もノーマライズもされなくても，自分の経験と心配事を話せるだけで安心できるということに気づく．合理的で安定した存在の治療者に同一化することによって安定性が増し，ほかの人とよりよい関係を作れるようになる．明らかになっていなかった出来事につながると，発散が治療的に働く．来る日も来る日も同じ物語を繰り返し話すことは，何の進展もなかったとしても患者に心地よさをもたらすものである．医学的な見地からも，現状維持が合理的で重要な方針のことがある．しかし，同時に治療者は患者が自分の置かれた状況を改善する助けとなる機会をみいだしたいと願っている．

　変化という概念は，精神療法に関する文献全般に出てくる．一連の見解が連続線上にあるとすれば，変化をスペクトラムで考えると一方の極には継続的なパーソナリティの変化がある．もう一方の極には，望ましい変化は，例えば一日中テレビの前に座っていること，怠薬をすること，考えずに金銭を浪費すること，悪い環境のなかに留まること，あるいは子どもをコントロールできないことといった特定の行動変化を意味する．単純な助言として患者の習慣的な行動を変化させる必要があるというだけのものであれば，その行動の潜在的な原因まで検討する必要はない．ただし，患者が言語化しない変化を実現しようとすると障害が存在していることが多い．治療者が有用な助言をしようとする場合には，そこで働いている心理的，情動的な問題に精通しておかなくてはならない．

治療者1：前回，ここで自助グループについて話し合いましたね．そこであな

たはソーシャルワーカーに話をしてみようかなとおっしゃっていました．そうされなかったのは，何かあったからでしょうかね．(「何かあった？」は「どうして？」よりも攻撃的ではない)

患者 1：わかりません．車の故障もありましたし．歯医者にも行かないといけませんでしたし．

治療者 1：1 週間でいろいろなことをやろうとすると，誰でも大変ですよね．いろいろと詰め込み過ぎるのは陥りやすい癖で，よいことではないですね．(**ノーマライズ，諭し，判断的**)

治療者 2：長い間，いろいろなことに手を付けることができなかった人，病気にかかった時にそうなることがあるのですが，そうした人は新しいことに手を付けるのが怖くなります．何か間違ったことをしてしまうのではないかとか，どのように合わせればよいかわからないなどと考えてしまうのです．このお話，あなたにも通じるものがありそうでしょうか？(**教示，直面化．患者が気づいていない感情や思考に注意を向けさせる**)

患者 2：初対面の人と会うと，とても緊張します．

治療者 2：そうですか，ではあなたがそのソーシャルワーカーとお話ができるように，その緊張をどうしていけばよいのか，その方法をみつけていきましょうか．そうすれば，自助グループがあなたに役に立つものかどうかわかりますね．(**叱責ではなく受容する．建設的な努力に向けて動かす**)

この対話は，最も重症な人との面接であっても，治療者は患者が気がついていない気持ちと考えを探らなくてはならないことを示している．この探索は表出的な要素である．患者に対する責任が，やるかやらないかという最も単純な助言にとどまらず，また言うことに従わないからといって患者を批判するのでもないとするならば，精神力動的な視点を入れた治療を考えなくてはならない．

1950 年代の映画や演劇では，精神療法や精神分析で幼少期の外傷体験を発見し，その後すぐに回復する患者の様子が描かれることがよくあった．しかしながら，現実の生活では，そのような探索による発見がなされたとしても通常

は，自分の考え方や反応の仕方を変えるのに患者がかなりの努力をしなければならない．問題の起源について説明することは以前考えられていたほど重要ではないが，起源について説明することはそれでも役に立つものである．自分の人生について意味のある物語を手にすることができた患者には熟達感がもたらされるし，その物語を編み出すことは患者と治療者の共同作業である．科学的な見地からすれば，患者の話が本当に起こった出来事と一致するかどうか，あるいは明らかになった因果関係が妥当かどうかについて，治療者は確証をもてない．後者の例としては，子どもの頃に身体的な暴力を受けた人はそのような体験がなかった人よりも身体的な虐待に走りやすいとされる．しかし，この結果は必ず起こるものではない．一般人と同様に治療者も，逸話とデータの区別がはっきりしていないことがよくある．その多くが支持的精神療法に取り込まれている認知行動療法の手法は，苦悩をもたらしている行動がありそうな物語からの産物であることを患者がいったん理解してしまえば，主要なアプローチになりうるだろう．

Misch(2000)は支持的精神療法家に対して「よい親であれ」と助言している．患者は1つか2つの心理的な領域でうまく対応できていないため，治療者はそうした領域で親的な役割を担うのである．親としての行動には，なだめる，落ち着かせる，励ます，育む，抱える，限界を設定する，自己破壊的な行動に対峙するといったものが含まれており，常に患者の成長と満ち足りた気分を高めるようにするのである．

結論 | Conclusion

支持的精神療法は会話形式で行われ，患者の現在の，そして過去の経験，反応，そして気持ちを検証する．面接の序盤では自己評価や自我機能，そして適応スキルに焦点を当てるが，治療同盟が治療において最も重要な要素になるだろう．治療者は患者がまだ気づいていない思考と気持ちに気づかせ，より適応的な生活を送るための具体的な助言を与えながら患者を支援することによって患者の熟達感を高めるようにする．

3.

評価，症例の定式化，目標設定

Assessment, Case Formulation, and Goal Setting

評価 | Assessment

　評価と症例の定式化は，すべての精神療法的なアプローチにとって不可欠である．評価を実施する主要な目的は，患者に対して適切な治療を行うために，患者の疾患を診断し，患者の問題が何かを理解することにある．評価過程のもうひとつの重要な目的は，治療的な関係を築くことであり，それによって患者は精神療法に一層関心を持つだけでなく，積極的に関わるようになる．綿密になされた評価は，臨床家が適切な治療アプローチを選択するのに役立つであろう．治療計画は，患者の個々のニーズと目標に合わせて立てられるべきである．

　第1章「支持的精神療法の基礎理論」(1頁)において紹介された支持的-表出的スペクトラムの考え方は，評価の過程について考え，概念化する際に有用である．本章では，精神療法のスペクトラム(**図 3-1** の下段)と，機能障害や精神病理のスペクトラム(**図 3-1** の上段)とを統合していく．支持的精神療法は，スペクトラムの左側の(精神病理がより重い)患者に対するものであり，一方，表出的精神療法は，スペクトラムの右側の患者(より健康な患者)に対してより適合したものである．

　通常，治療者が初めて患者に会う時には，患者の機能障害の程度や精神病理，強みがどの程度なのかわからない．したがって，初回面接で治療者は，ど

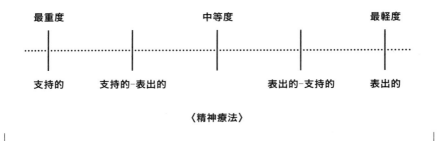

図 3-1　機能障害-精神療法のスペクトラム

うしてこの時に患者が治療を求めて訪れたかを理解することから始めるのである．現在抱えている問題と今までの経過についての包括的な評価は，すべての患者に対してなされるべきである．しかし，用いられる技法上のアプローチについては，病態水準の悪い患者に対して実施される，より支持的なアプローチから，健康的な患者に対して実施されるより表出的なアプローチまで，様々である．治療者が患者との作業を進めるなかで，より重篤な精神病理を患者が抱えていることが明らかになった場合は，治療者は直ちに，より支持的な方法へと移行する必要があるだろう．臨床家が初回面接をどのように進めるかは，その面接の間に明らかになる障害の程度によって決定されていくものである．

　支持的-表出的精神療法のスペクトラムの概念は，力動的精神療法の伝統的な考え方である．しかし，われわれの臨床および研究から，精神病理のスペクトラム上の様々な患者に対して，支持的な精神療法家も表出的な精神療法家も同様の成果を収めていることが明らかになっている〔第9章「コンピテンス評価と治療成果の研究」(217頁)参照〕．より高機能な患者に対する支持的精神療法の有効性は，表出的，認知行動的な技法が支持的精神療法へと統合されると，ことに高くなる(Winston and Winston 2002)．したがって，支持的精神療法は，精神病理のスペクトラム上にある様々な障害に対して適応となってい

る〔支持的精神療法の適用基準と除外基準に関する議論については，第5章「支持的精神療法の全体的な骨組み」(125頁)参照〕．

　評価は包括的になされるべきであり，可能であれば初回面接を延長させ，最低でも60分以上の時間を使って完成させたい．評価の終了時に，治療者は，患者の抱えている問題，対人関係，日常での機能水準，心的構造について理解しておく必要がある．評価面接は質疑応答の繰り返しではなく，患者の生活の探索が中心になるべきである．面接は治療的に行われることが望ましく，そうすることで，患者の治療に対する動機が高まり，治療同盟が形成される．支持的なアプローチでは，共感的な明確化や直面化などの適切な介入を用いることによって，治療者は，評価を治療的に行うことができる．

　評価は，患者が現在抱えている問題や障害の領域を探ることから始めるのがよい．現在抱えている問題には，症状，関係性や自分自身の困りごと，仕事や学校にまつわる課題，医学的な問題，物質乱用の問題などが含まれる．通常，臨床家は，患者の精神病理の程度について知るために，まず第一に症状を探っていく．患者は症状について心配しているため，症状を第一に探索することは，患者の助けにもなる．症状について情報を得ることによって，臨床家は，評価面接を患者の病態水準に合わせて行うことができるようになる．著しい機能障害が存在している場合，面接はより支持的に行われるべきであるし，より健全な認知機能を備えた患者であれば，探索的なアプローチを用いることができる．一部の患者では，とりわけ患者の現実検討が失われている場合は，この区別は面接開始時点からはっきりしている．また別の患者では，精神病理の程度は容易に見分けることができず，決定するまでにさらに時間がかかるかもしれない．

　主訴や現病歴が明らかになると，次に，治療者は患者の生活史を探るべきである．それには様々なやり方があるが，体系的になされるべきであり，両親やほかの養育者，兄弟，祖父母，患者の生活や家庭のなかのほかの人々との関係にまで及び，それらの人々がどのような人物かも合わせて探る必要がある．調べる必要のある重要な事柄としては，トラウマ，別離や喪失，医学的問題，(患者と一親等の血族の)精神疾患，転居，家族の信条体系，学歴，性的発達と

経験，同一性の問題，経済的な事情が含まれる．過去の精神科治療については，精神療法，薬物療法ともに探っておくべきであり，治療者に対して患者がどのように反応したかについても同様である．なぜなら，それを知ることで治療者は治療同盟における潜在的な問題について注意することができるようになるからである．

　その患者を支持的精神療法と支持的-表出的精神療法のどちらで治療するべきかを決定すると，治療者は，評価面接を支持的精神療法の目標へと進める．ここでの目標とは，症状を改善することと，自己評価と適応スキル，自我と心的機能の維持，回復，もしくは改善である（Pinsker et al. 1991）．

　支持的アプローチと表出的アプローチを併せ持つ力動的精神療法について概念化する方法としては，葛藤と人物のトライアングルが役に立つ．葛藤のトライアングル（Freud 1926/1959; Malan 1979）（**図 3-2**）の焦点は願望，欲求，そして気持ちにあり，それらは防衛や不安によっておおわれていて表面化していない．このモデルでは，患者の気持ちを追い求めている治療者はトライアングルの願望/欲求/気持ちの角にいることになる．よくあることだが，気持ちを探ろうとすると，患者は防衛的に反応することがある．防衛は，葛藤のトライアングルの2つ目の角である．患者はまた，葛藤的な気持ちに対する恐れから，不安を伴う反応をするかもしれない．不安は，葛藤のトライアングルの3つ目の角である．人物のトライアングル（Malan 1979; Menninger 1958）（**図 3-3**）では，3つの角はすべて人に関わっている．それは，患者の現在の生活のなかの人物，過去の生活のなかの人物，治療者または転移対象である．

　表出的もしくは探索的な精神療法では，治療者はトライアングルを用いて葛藤状況を検討し，患者が生活のなかの重要な人物との関係の中で体験している願望，欲求，そして気持ちを探索する．その探索が防衛によって阻まれると，治療者はそのことを口にする．それに加えて，現在の事柄と過去の事柄に目が向けられ，そこにある転移関係とその探索が強調される．

　支持的精神療法では，葛藤のトライアングルと人物のトライアングルは違った扱われ方をする．葛藤のトライアングルでは，気持ちは通常探求せず，不安を軽減し，防衛を強化する．人物のトライアングルでは，治療者との現実の関

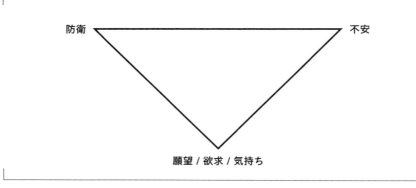

図 3-2　葛藤のトライアングル

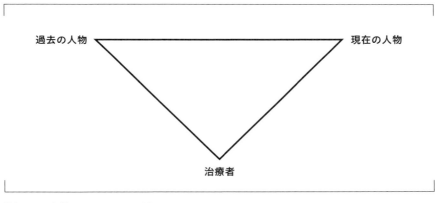

図 3-3　人物のトライアングル

係が強調され，治療者は，患者の生活のなかの現実の人物と現在の事柄を主に取り上げる．

　次の症例は，付録の DVD に収められた，初回の評価における支持的精神療法の使用例を示したものである（DVD の症例 1 を参照）．

| 症例 1 | 評価 |

　42歳の女性，メアリーは，24歳で発症したうつ病とほかの複数の問題のために，プライマリケアの内科医から紹介されてきた．彼女は最近離婚し，仕事をみつけられなくて大変苦労している．彼女には，何回ものうつ病エピソードの既往があり，うつによる自殺企図で一度の入院歴がある．

治療者：ご存知のとおり，ペリー医師は，評価のためにあなたをここに紹介してきました．どんなことでお困りか，聞かせていただけますか？．
メアリー：調子がよくないんです．よくわかりません……何もできないように思えるのです．(**防衛的，あるいは解体の徴候と思われるあいまいな応答**)
治療者：調子がよくないように感じ，何もできずに，とても困っていらっしゃるんですね．(**直前の質問にメアリーが焦点化するのを助ける，支持的な明確化を用いた応答**)
メアリー：そうなんです．家でぼんやりしているだけで……何にも手をつけられないし……すべてがめちゃくちゃなんです．気分がとても悪いんです[涙ぐむ]．

　治療者は，患者がうつかもしれないことを理解し，この患者がうつかどうか，また，うつの程度はどの程度かを判断するための一連の質問を行う．

・落ち込んでいるように感じますか？　泣いたり，泣きたい気分になることがありますか？
・エネルギーのレベルはいかがですか．ひどく疲れているように感じていますか？

- 不安になったり，恐怖を感じたり，神経質になったりしますか？
- 睡眠のパターンはいかがですか．寝つきが悪かったり，眠りすぎたりしていませんか？
- 食欲はいかがですか．痩せたり，太ったりしていませんか？
- 人間関係は続けられていますか．生活のなかで喜びをみいだせていますか．外出していますか？
- 将来については，どのようにとらえていますか．希望を感じていますか？
- 死にたくなったり，眠りに就いて目覚めなかったらいいのにと願ったことはありますか？ 自殺について考えたことがありますか？ どのようにすればそれができるか考えたことはありますか？ そのように考えて行動に移そうとしたことはありますか(Posner et al. 2009)？
- 性的な関係を持つことはできていますか？ セックスを楽しめていますか？

　メアリーは過去2か月間，次のような状態だと答えた．彼女は常に沈みこみ，涙もろい状態で，疲れていた．また，将来に対して悲観的であり，集中するのが困難であった．入眠困難を抱え，早朝の数時間は何度も目が覚め，再び寝つくことは難しい．食欲は乏しく，2週間のうちにおよそ10ポンド(約4.5 kg)の体重減少があった．彼女は死にとりつかれており，自殺を考えるものの，きちんとした計画は立てていない．ほとんど外出せず，何事にも楽しみや満足をみいだせないし，性的欲求や関心もない．今までに躁や軽躁のエピソードを経験したことはない．過去に抗うつ薬による治療を受けたことがあり，最近のエピソードの際は，パロキセチンでの治療を受けた．彼女は，6か月前に薬物療法を中止した．

　治療者は，この患者はうつ病エピソードの真っ只中にあり，何らかの認知的な問題があることを理解した．このときのメアリーの病態水準は，スペクトラムの左側にあり，治療者が支持的な方法で評価を続けるべきであ

ることが示唆される．

治療者：お話をお聞きしたのですが，あなたはひどく落ち込んでいらっしゃいますね．あなたのお話をうかがうと，現在はうつ状態で，これまでも何度かうつを経験されたことがあるように思います．涙もろさや疲労感，集中困難，睡眠のトラブル，気分の悪さ，何かを始めるのが難しいことなど，あなたがおっしゃったことはすべて，うつの症状です．**（問題に名前を付けることで，理解可能なものとして，それぞれの症状が別個の状態ではないことを患者に再確認させる）**

　治療者は患者に対して，うつについての教育を始めた．教育はすべての形式の精神療法において重要であるが，支持的な治療においては特に重要である．教育は患者に，自分が抱える困難さについての知識を提供するだけでなく，治療者の関心と理解を示し，その結果，治療同盟の成立が促進される．続いて，治療者は現在のうつのエピソードがどのように始まったのかについて探っていく．

メアリー：全く希望が持てないし，ひどい状態です．何もよくなっていかないように感じるし……いろんなことがありすぎて……私を悩ませる，ほんとにいろんなことが．
治療者：今回のうつ病のエピソードについて振り返ってみましょう．これは，いつごろから始まりましたか？**（アジェンダの提案）**
メアリー：ええと……本当に悪くなったのは2か月前です……でも，たしかこの1年間はあまり気分がよくなかったと言わざるを得ません．ずっと調子がよくないんです．
治療者：何か特別なことが起こったのですか？**（焦点の維持）**
メアリー：私の夫……エドワード，14年前に結婚したんですけど……彼

が一緒に働いている女性と不倫をしているとわかった時……彼は不倫相手を選び，私を置いていった［涙ぐむ］．言えるのはそれだけです．（**彼女のうつが始まるのに寄与したと考えられる重要な事柄が明らかになりはじめる**）

治療者：それはさぞつらかったでしょうね．（**共感的な支持**）

メアリー：全くです……私が何か悪いことをしたのかしら……ばかみたい……私なんて，何もできないのよ……仕事にも行けない……人と顔を合わせることもできない．職場の人は，私を哀れだと思うだろうし，恥ずかしくて誰かにこのことを話すなんてできないわ．このことについては話したくありません．（**夫の不貞と，彼が彼女を置いて去ったことが，一連の自動思考を生んでいることを示唆している**）

治療者：では，あなたは仕事を続けることができているんですね？（**適応的な活動への早期の焦点化**）

メアリー：ええ，必死で．本当に大変です．

治療者：同僚たちはあなたのことをどのように考えていると思いますか？（**メアリーの自動思考を探索し始める**）

メアリー：哀れだと思っていると思います……私は，仕事から帰る時に，よく夫に電話していました……とてもさみしかったし，物事を正しく行うことができなかったのではないかと，とてもびくびくしていました……すると，彼は私にとても腹を立てて，「どうして電話なんてよこすんだ！　どうして俺を困らせる！　自分でどうにかしたらどうなんだ！」と言うのです．

治療者：あなたは，今でも自分を能力がないと感じていますか？

メアリー：はい，全くの能無しで……

治療者：どのようなことからそう思うのか，具体的に教えていただけますか？（**具体例を尋ねる．抽象的，あるいは一般的なレベルに留めてしまうと，あいまいで焦点の定まらない状態が促進されてしまう**）

メアリー：ああ，その……つまり……私は自分が無能だと感じていました．一度……仕事で……落ちて頭を打ってしまい，頭から血が出て縫わなければならなくなりました．夫に電話をして，病院に連れていってもらおうと思ったんですが，彼は怒って，忙しいんだから困らせるなと……だから，私は何ひとつ正しいことなんてできないんです．その時から私は，自分は役立たずだと感じるようになりました．(**対人関係における明確な例を提供する**)

治療者：では，あなたは夫に助けを求めるために電話をかけ，彼はあなたを助けてくれなかったばかりでなく，あなたをこき下ろしたんですね．このことが，あなたが自分を能力がないと感じるようになるきっかけになったのですね？(**患者の話の要約**)

メアリー：ええ，まあ……私は何も正しいことができないんです．何も正しいことができない……そうです．

治療者：私は，そうした状況に置かれたら，多くの人は，誰かに電話をかけて助けを求めると思いますよ．ですから私は，あなたは自分について誤った判断を下しているかもしれないと思うのですが．(**ノーマライズし，メアリーの自動思考を明確化している**)

メアリー：そうでしょうか？

治療者：おそらく，これがあなたの思考パターンではないでしょうか？(**これが彼女の習慣的な行動の仕方ではないかと尋ねている**)

メアリー：そうかもしれませんが……どうなんでしょう？

　治療者は，メアリーの夫とのやりとりの具体例を引き出した．そのやりとりをきっかけに，メアリーは自分が無能で役立たずだと考えるようになった．こうした考え方は，自動思考の例で，うつ病においては非常によくみられるものである．メアリーの思考過程は，おそらく，このタイプの障害に対する支持的療法において集中的に扱うべき重要な領域のひとつで

あろう．上記の例で，治療者は，メアリーのネガティブな思考が誤りであることを指摘しようと試みているが，メアリーに同意できるかを尋ねて支持的な方法で行っている．次のセッションで，治療者は，メアリーが自動思考を自分自身で検証できるように援助することになる．

治療者はその後，メアリーと夫との関係，彼らの結婚の推移，メアリーの過去について探索を続ける．

メアリーは，現在うつ病エピソードに苦しんでおり，今までの人生の大半を比較的軽度ではあるが慢性的なうつに苦しめられてきただけでなく，これまでに4回のうつ病エピソードを経験してきた．パーソナリティの問題と同じく，対人関係の領域における深刻な問題が，彼女が機能する力を制限している．精神科医である治療者は，メアリーには薬物療法と認知行動的な技法を用いた支持的な精神療法のアプローチが有効であると結論を下した．治療者は，両方のアプローチ——薬物療法と精神療法——が，メアリーのうつや不安，日々の機能の問題を治療するのにどのように役立つかを説明した．メアリーは，これらの当面の治療目標に同意し，薬物療法と精神療法は試してみる価値のあるものだと思うと言った．薬がどれくらいで効きはじめるかについて，また，いつごろ最大の効果を発揮するかについて説明が行われ，可能性のある薬の副作用について話し合われた．

診断
- Ⅰ軸：大うつ病性障害，反復型
- Ⅱ軸：依存性パーソナリティ障害
- Ⅲ軸：該当なし
- Ⅳ軸：配偶者との別離
- Ⅴ軸：GAF＝55

症例の定式化 | Case Formulation

　治療のアプローチは，患者一人ひとりに対する評価と症例の定式化から明らかになった中核的な課題に基づくものであるべきである．**症例の定式化**は，精緻で包括的な患者評価に依拠している．症例の定式化は，患者の症状と心理社会的機能を説明するものである．治療者による定式化によって，どのような介入が用いられるべきかということと，患者と治療者のやりとりで，特にどのような課題に注意を向けるべきかということが決まってくる．はじめの時点で何が基本的な課題なのかがわかっていれば，治療者はより共感的に応答することができる．同時に，患者への共感は，治療者が効果的に治療を導き計画する助けとなる．最初の定式化は暫定的なものであり，精神療法の経過のなかで患者のことがわかるにつれて修正されなければならない．

　DSM診断（American Psychiatric Association 2000）は，定式化の重要な要素であるが，決してそれがすべてではない．それによって，失望，対人関係能力，そしてその人が人生の出来事をどのように考え解釈するかということなど，その人の適応的もしくは非適応的な特徴が明らかになるわけではない．どのような診断も，それぞれの人のユニークな生活史について説明することはない．DSM診断だけでは，その人もしくはその問題を説明することはできないのである．

　本項では，次のような症例定式化のアプローチについて論じる．それは，構造論的，発生論的，力動的，そして認知行動的アプローチ（**表3-1**）である．支持的精神療法ではこれらすべての要素を用いるが，これらの要素をどのように使うかは様々である．例えば，患者の葛藤について治療者は明確に理解し定式化しているが，精神療法では全くあるいは部分的にしか探索されないかもしれない．これらのアプローチは，いつも別々のものとして記述されるが，重なる部分が多いために，同じ内容の記述が繰り返される点がある．

構造論的アプローチ

　構造論的な症例の定式化（**表3-2**）では，その人の比較的固定したパーソナリ

表 3-1　症例の定式化のタイプと焦点

タイプ	焦点
構造論的	機能面から，その人のパーソナリティの固定した側面に焦点を当てる．その人の強みと弱み，全体的な病態水準を査定する．
発生論的	患者の現在の状況を説明する可能性のある早期の発達とライフイベントを探る．
力動的	その人の現在の葛藤の内容にスポットを当て，それを基本的に一生続く葛藤もしくは，中核的な葛藤に関係づける．意識や無意識の心的および/もしくは情動的緊張について検討する．
認知–行動的	(その人の中核信念もしくはネガティブなスキーマに基づく)その人の自動思考に目を向け，思考，行動，および気分を変えるためにそれをどのように扱うかについて考える．

表 3-2　構造論的アプローチの構成要素(自我と超自我)

自我機能	現実との関係　　対象関係 情動　　衝動コントロール 防衛　　思考過程 自律的機能(知覚，思考，知能，言語，運動発達) 統合機能(一貫した全体あるいはゲシュタルトを形成する能力)
超自我機能	良心，道徳，理想

ティの特徴を，(内容に基づいて行う傾向の強い発生論的アプローチと力動的なアプローチと対照的に)機能の面から理解し，とらえようと試みる．個人の強みと弱み，全体的な病態水準の評価は，臨床家がどのような技法上のアプローチを用いるかを決める際の助けとなる．構造的なアセスメントを十分に行うことによって，臨床家は，患者を精神病理学的–心的構造のスペクトラム(図 3-1 参照)のどこに位置づけたらよいか，ある程度正確に判断することが可能になる．

　構造上の機能は，Freud(1923/1961)の，イド，自我，超自我の構造論的ア

プローチを用いてひとつにまとめられてきた．これらの心的機関は，患者の内的生活を表している．以下の心的機能あるいは自我機能の記述は，Beres（1956）とBellak（1958）の著作に基づくものである．これらのカテゴリーは相互排他的なものではなく，重複も多い．

現実との関係

　Beres（1956）とBellak（1958）は，現実検討と現実感覚を，現実との関係の主要な構成要素として記述した．**現実検討** reality testing という用語は，その人の現実を評価する能力を表している．現実検討は，誤った判断が存在すると損なわれるし，幻覚や妄想が存在する場合には大きく障害される．現実感覚は，自他を区別する能力と関係していて，この能力があるということは，安定した，一貫性のある身体像を有していることを示している．この機能が損なわれていることを示す例としては，離人症と現実感消失，そして同一性の問題がある．

　現実との関係の障害は，その患者に重大な構造的問題が存在し，精神病理学的-心的構造のスペクトラムの左側に位置づけられることを示している．したがって，そうした障害が存在する場合には，臨床家はより支持的なアプローチをとらなければならない．現実との関係における障害は構造的欠損の重要な指標となるため，常に十分に探索される必要がある．

対象関係

　対象関係という用語は，人生における重要な人物と，意義あるやり方で関わる個人の能力と定義される．この機能は，親密な関係を築いたり，分離や喪失に耐えたり，自立と自主性を維持する能力を含むものである．それはまた，自己感覚と，自己もしくは他者を脱価値化したり過度に理想化したりせずに，一貫性のある安定した自己像を形成する能力をも含んでいる．

　患者の他者との関係は，構造論的アプローチを構成する心的機能の基盤を形成する．すべての形式の精神療法において，対象関係の評価は，精神病理学的-心的構造のスペクトラム上の患者の位置を決めるにあたって，中心的なも

のである．他者との関係において，引きこもって他者に興味を示さない患者，もしくは自己愛的，高度に依存的，あるいは混沌とした関係に陥る患者は，通常，より支持的なアプローチが必要であり，よってスペクトラムの左側に位置する．意義ある互恵的な関係を，今までにひとつでも持つことができていた人は，スペクトラムの右側に位置する傾向にある．

感情，衝動コントロール，および防衛

　感情は複雑な心理生理学的な状態であり，主観的な気持ちとそれに随伴する落涙，紅潮，発汗，姿勢，表情，声の調子のような生理学的な反応によって構成される．感情には，興奮，喜び，驚き，恐れ，怒り，憤怒，苛立ち，苦悩，恥，屈辱，悲しみ，そして憂うつといったものが含まれる．評価においては，その人が（原始的な憤怒といった単一の気持ちにまとめあげてしまったりせずに）幅広い感情をある程度の深さで体験し，個々の感情を区別することができる能力を有しているかを評価する必要がある．その人は，様々な種類の幅広い感情を体験しているのだろうか．その人は，愛，怒り，喜び，悲しみ，そして屈辱に耐えられるのだろうか．優勢な感情（Friedman and Lister 1987）は何か，そして，通常それらはいかにして喚起されるのか．

　衝動をコントロールし，適応的な方法で情動を調整する能力は，防衛的構造がうまく機能していることを示唆する．衝動のコントロールに欠陥があると，人は，他者を身体的あるいは言語的に攻撃したり，不適切な浪費を行ったりするなど，社会的に受け入れられない行動をとるようになる．満足を先延ばしにして，欲求不満に耐える能力は，衝動コントロールのもうひとつの重要な側面である．

　防衛は，人の願望，欲求，および感情と，内的な禁止および外的な世界の間を仲介している．人は，危険を知覚した時や，困難な状況，もしくは苦痛な感情に対するパターン化された反応として，同じような行動をとる傾向がある．防衛は，発達的かつ階層的な機構を持つものとして概念化されており，そのレベルは，未熟，中間的，そして成熟の３つで表される．未熟な防衛には，投影，心気症，行動化，皮肉，回避といったものがある．中間的な防衛は，忘れ

ること，知性化，置き換え，合理化を含む．成熟した防衛には，愛他主義，予期，抑制，昇華，ユーモアがある(Vaillant 1977, 1986)．原始的な防衛，衝動コントロールの乏しさ，感情の極端な不安定さ，表面的な感情といった特徴は構造的な欠損の存在を示しており，その人がスペクトラムの左側に位置し，より支持的なアプローチが必要であることを示唆する．

思考過程

　明確，かつ論理的，抽象的に考える能力を評価しなくてはならない．一次過程や原始的な思考が高率に認められることは，重篤な精神病理のよい指標となる．論理的に思考する能力が顕著に制限されている場合は，探索的なものではなく，より支持的なアプローチをとる必要がある．認知-行動的なアプローチを用いることができるように，非機能的で自動的な思考を同定することが望ましい．

自律的機能

　自律的機能——知覚，意図，知能，言語，運動発達——は，葛藤の制約はあまり受けずに発達すると考えられてきた(Hartmann 1939/1958)．通常，精神病理学的-心的構造のスペクトラム(図 3-1 参照)の右側にいる患者たちでは，これらの機能は障害されていないが，重篤な精神病理を持つ患者では，これらの機能が影響を受けることがある．

統合機能

　統合機能(Nunberg 1931)は，生産的な方法で，自分自身や世界を体制化する個人の能力である．別々のものを組み合わせてまとめあげることによって，一貫した全体，もしくはゲシュタルトを形成する心的能力であり，この働きによって，人は，調和がとれ，統合された形で機能することができる．例として，ひとりの若い男性が，食事会で，何人かの男女に初めて会う場合を考えてみよう．彼は，フレンドリーでオープンなやり方でそれぞれの人に関わっており，その時に感じている気持ちは状況にふさわしいものである．彼は，思慮深

く，一貫性があり，ユーモアもある．この例で，若い男性は，対象関係（フレンドリーでオープン），適切な感情，思慮深さと一貫性，およびユーモアというレベルの高い防衛や対処スタイルなどの自我機能を統合的に用いている．

良心，道徳，理想

良心，道徳，理想は，両親の道徳的な側面と社会規範の内在化によってもたらされる．Freud（1926/1959）はこれらの要素を，超自我の側面として概念化した．これらの機能がひどく損なわれていると，患者‐治療者間の関係が妨げられることがある．例えば，患者が治療者に対して正直でなければ，精神療法を成功に導くことは困難となるだろう．

症例：構造論的な症例の定式化

以下の症例を通して，構造論的な症例の定式化の基本を示す．

バートは，パニック障害を抱える24歳の男性であり，同僚が彼の悪口を言っていて，彼に怪我をさせたがっていると信じるようになってきた．彼の人間関係は，自分や他者への配慮のなさが特徴的で，その配慮のなさのために，彼はしばしば危険な目に遭っている．彼は，女性を性的欲求の満足のために利用し，不意に彼女たちを捨て，嘘の言い訳をする．彼はよく彼女たちに対してひどく怒り暴力を振るう．彼は，自分が攻撃的で暴力的な行動をするので仕返しされるのではないかと恐れている．ドラッグを使っていて，販売もしている．バートは，学校や仕事に行き始めても，困ったことがあるとすぐにやめてしまい，自分の失敗を他人のせいにするといった経歴がある．

バートの現実検討は損なわれていて，ほかの人たちが陰口を言い，悪だくみをしていると考えている．働けなかったり学校を修了することができなかったりしたことから，彼の適応能力が乏しいことは明らかである．人間関係は欲求‐満足に基づいていて，他者への配慮は欠如している．バートはしばしばサディスティックになるが，その後に自滅的で自罰的となる．欲求不満耐性は損

なわれていて，衝動をあまりコントロールできていない．そして，彼が激しい怒りを示すのは，感情反応のレパートリーがごく限られていることを示唆しているのかもしれない．彼は，投影，行動化，否認といった，未熟な防衛を用いている．

発生論的アプローチ

　症例の定式化の発生論的な領域は，その人の現在の状況を説明するのに役立つ，早期の発達とライフイベントの探索を含んでいる．発生論で扱うのは，力動の起源である．人生においては，多くの挑戦や葛藤，危機が現れる．それらは，その深刻さや，子どもの発達段階，その人のサポートシステムの質によって，時にトラウマティックなものとなりうる．子どもの発達上重要なものとして検討が必要な出来事や状態としては，重要な他者の喪失，別離，虐待，同胞の誕生，生まれながらの欠損と発達的な障害，学習の問題，病気，手術，そして薬物乱用などがある．明らかな葛藤や精神病理，性格上の問題につながるのは，日々のネガティブな体験であることが多いが，ただひとつの出来事がその人にトラウマティックな影響を及ぼすこともある．ネガティブな影響を及ぼす日々の出来事としては，繰り返される非難，価値の引き下げ，虐待行動，両親の葛藤，重篤な精神医学的問題などが挙げられる．発生論的アプローチでは，出生から後期青年期，あるいは成人期の初期までの発達をフォローする．

　長く続く困難やトラウマティックな状況の例としては，バカにして時に身体的虐待を行う暴力的なアルコール依存症の父親のもとで育った幼い少年の体験がある．両親の応答性の乏しさによってひき起こされる恒常的なトラウマは，目につきにくく，評価が難しい．例えば，自己愛的な母親は，娘を，自分自身の自己評価を高めるために利用するかもしれない．彼女は，自分の子どもの実際の特質を無視し，その子には決して達成しえない行動や，相当な犠牲を払わないと実現できないような行動を要求するかもしれない．

力動的アプローチ

　力動的なアプローチは，意識や無意識の，精神面/情動面での緊張を扱うのに有用な視点である．このアプローチを用いる治療者は，葛藤する願望や欲求，気持ち，そしてそれらの意味に焦点を当てる．人は葛藤状況において，願望や欲求，気持ちを遠ざけたり，防衛したりする．力動的アプローチでは，その人が現在抱えている葛藤の内容にスポットを当て，その葛藤を，終生の，あるいは中核的な葛藤へと関係づける(Perry et al. 1987)．

　あまり変化しない性格と機能に基づいて作られる構造論的な症例の定式化とは対照的に，力動的な症例の定式化においては，意味と内容を扱う．発生論的アプローチが個人の生育歴に焦点を当てるのに対し，力動的なアプローチは，児童期および青年期のトラウマと葛藤，およびそれらがどのような意味を持つかということを含め，現在の葛藤に焦点を当てる．小児期の葛藤は成人になってよみがえり再体験される傾向がある．

　個人の力動，特に核となる葛藤を理解するために有用なアプローチのひとつは，その人の中心的な関係性のパターンを付置することである．そうしたパターンを理解するためには，対人関係上の相互作用について，次の3つの側面を探る必要がある．①その人はほかの人に何を望んでいるか，②ほかの人がその人にどのように反応しているか，③その人はほかの人の反応にどのように応答しているか．これらのカテゴリーは，中核葛藤テーマ(core conflictual relationship theme；CCRT)法の基礎になっている．CCRT法は，「患者が決まって語り，時に精神療法のセッション中に再演することさえある，関係性エピソードと呼ばれるナラティブ」(Luborsky and Crits-Christoph 1990, p.15)に依拠している．CCRTは，ほかの人に対する患者の願望もしくは欲求，そして他者がそれに対してどのように反応するか(彼らの実際の反応だけでなく，患者からみた彼らの反応)によって構成される．CCRT法を理解し用いることによって，臨床家は構成要素の焦点がわかる．CCRT法は，患者がスペクトラム上のどの位置にいるかによって，使いわけることができる．

症例：力動的ケースフォーミュレーション

以下の症例では，力動的な葛藤とその起源もしくは基礎となる発達上の要因を示してある．

ティムは消極的な 48 歳の男性である．彼の父はかなり弱って要求がましくなっていて，その状態は認知症の初期のサインが現れてから一層悪くなった．ティムがどんなに父親を助け続けても，父親からはしばしば，不平と要求の電話がかかってきた．電話の後，ティムは，父親が自分に感謝してくれればいいのにと思うようになった．彼は，不安に苛まれるようになり，しばしば，彼の妻や友人に腹をたて，その後そうした自分の行動に罪悪感を抱くようになった．仕事では，どんどんと心配性で完璧主義になり，上司が自分を嫌って非難するだろうと心配するようになった．

ティムについての力動的な説明は次のようになる．ティムは彼の父親にアンビバレントな感情を抱いている．つまり，一方では，父親に対して怒り，父親が死んでしまえばいいのにと望んでいるが，その一方で，父親に対して，以前の経験に基づくポジティブな気持ちも抱いている．彼は不安になり，父親に対する気持ちを妻や友人に向け換えることによって，それらの感情や願望を防衛している．不安は，受け入れがたい感情の信号の役目を果たす．上司は権威像と見なされ，父親と重ねられていて，ティムにとっては，どちらも愛と嫌悪の対象である．概して，ティムは受身的で，直面化を避けている．彼は失敗して恥をかかされることを恐れている．CCRT 法に従えば，父親から感謝されたいというティムの願望を同定できる．他者——ここでは父親——の反応は，感謝の念に欠け，敵意が感じられるものであり，自己の反応は，ティムの妻や友人への怒りの置き換えと，感謝されていないという気持ちである．ティムの現在の葛藤の起源は，彼が子どもの頃に体験した，彼の父が非常に批判的であり，同時に彼を気遣い愛していたという体験に関係している．こうした早期の体験のために，彼は父親に対して，不安，罪悪感，およびアサーティブネスの欠如を伴う愛情と憤りといった複雑な感情を抱えるようになった．

認知行動的アプローチ

　認知行動療法では，症例の定式化が広く実施されてはこなかったが，その人の認知の問題を評価するのに役立つモデルが発展してきた(Persons 1989, 1993)．認知行動療法では，まずはじめに，中核信念もしくはネガティブスキーマに基づく自動思考に焦点を当てる．顕在化した信念と基底にある信念は密接に関連していて，思考，行動，そして気分として現れる．中核信念は，セラピーの経過の後半に取り上げられる．Tompkins(1996)による，認知行動的な症例の定式化のモデルは，次の要素からなる：

① 問題リスト(自動思考を含む)
② 中核信念
③ 起源
④ 悪化要因，活性化状況
⑤ 予想される治療の障害物
⑥ 治療計画

　ティムの例(前項の"症例：力動論的な症例の定式化"参照)を用いて，認知行動的な症例の定式化のこれら6要素について解説する．
　問題リストは患者の抱えている困難と主訴すべての一覧である．ここには，非適応的な行動や障害された気分を生み出すもととなっている非機能的思考が含まれる．ティムの気分の問題は，不安，怒り，罪悪感である．行動面での問題としては，彼の妻と友人に対して不適切な憤りを向けていることが挙げられる．彼の自動思考〔「私はできそこないだ」「失敗したら，ばかにされる」〕は，彼を消極的にして自分を主張できなくさせている．
　中核信念は，患者の自己関連スキーマにまつわる仮説や，他者や世界に対する見方である．ティムの中核信念は，自分は何も正しいことができないという広汎な感覚である．特にこの信念のために，彼は，ほかの人に意見を述べることが困難になっている．中核信念の**起源**は発達早期の経験であり，一般的に，両親や両親像が関係している．ティムの中核信念は，過剰に批判的な父親との

関係に起因するもののようである．

中核信念は通常，患者にとってストレスフルな，もしくは問題含みの**状況もしくは出来事**によって活性化される．彼の父親の健康状態が悪くなったために，ティムは困った状況に陥り，受診することになった．

治療の障害物は，もし可能であれば予測しておくのが望ましい．ティムの場合は，障害物が患者-治療者関係性に影響する可能性がある．治療者との関係の中で批判への恐れが現れ，治療場面で患者がますます受身的になる可能性がある．ティムは，治療者に批判されることを恐れて，ホームワークを完了させることを躊躇するかもしれない．

よく練られた包括的な**治療計画**が，症例の定式化から導き出されることが望ましい．計画には，目標と，用いられる介入のタイプが含まれていなくてはならない．ティムの目標には，不安が弱まることや，彼の妻と友人に対する怒りが弱まること，もしくはなくなること，仕事での困難が軽減することが含まれる．介入は，父親に対するティムの思考の認知再構成と，不安を和らげるためのリラクセーション療法で構成すべきだろう．

4つのアプローチの比較と適用

（支持的かつ表出的）力動的精神療法と認知行動療法で用いられる構造論的，発生論的，力動的，そして認知行動的アプローチの間には多くの共通点がある．中核信念とその起源の概念は，発生論的な症例の定式化に似ており，また，構造論的要因と力動的要因の起源となるものである．認知行動療法における活性化事象の概念は，発生論的，力動的な葛藤の誘因と類似のものである．治療の障害物は，治療関係に関わるものであることが多く，したがって，障害物の概念は，発生論的，力動的なアプローチでも同様に考えられる．認知行動療法は，特に思考の問題が存在する時に，症例の定式化と治療アプローチに異なった次元を加えている．力動的，発生論的アプローチでは思考を主要な焦点とはしないが，構造論的アプローチではその人の思考過程の評価が明らかに含まれている．

次に挙げるのは，本章の前半「評価」の項，「症例1：評価」（46頁）で取り上

げたメアリーの症例の定式化と診断的評価である．

構造論的アプローチ
　メアリーは，洞察と判断力は障害されているが，知的な女性である．現実検討は保たれているが，適応スキルは損なわれている．彼女は，うまく機能できず，自分のことをしたり働いたりすることにも困難を抱えている．彼女の対象関係は，欲求充足レベルである．メアリーの自己評価は低いが，それは彼女の母親と姉妹との早期の経験と，最近の夫との経験によるものである．うつのために，自分が不適切だと思う気持ちが強まっている．メアリーが用いる防衛は，未成熟なレベルのものであり，回避，否認，および投影によって構成されている．優勢な感情は，悲しみと怒りである．メアリーは，自身について否定的な考えを多く抱いていて，いくらか衝動的になっている．

発生論的アプローチ
　メアリーは，両親が年をとってから生まれた，3人姉妹の一番下の娘である．両親は3人目の子どもを作ることを考えていなかったので，彼女の母親は，人工中絶しようと考えた．メアリーは，母親から望まれて生まれてきたのではないのだという感覚を持って成長した．メアリーは自分のことを，母親からその知性と美貌を誉め称えられてきた彼女の姉妹と比べ，最も好かれていない子どもだと感じていた．メアリーに対する母親の態度は，彼女のポジティブな自己像の発達を妨げ，その結果，彼女の自己評価は脆弱なものとなった．メアリーが14歳の時，彼女の父親——彼女にとって最もよい関係だった相手——が突然亡くなった．その時から，母親はそれまで以上に助けようとしなくなり，メアリーに対してさらに批判的になった．父親——彼女の思春期に，心の安らぎの源であった人物——の死のために，もとから低かった彼女の自己評価はさらに低くなり，要求ばかりするようになってきた．

力動的アプローチ
　メアリーは，ケアされたいと考えている，要求の強い依存的な女性である．

彼女の中核的な葛藤は，他者（母親と夫）から求められケアされたいという願望に関連したところで生じている．他者の反応が，彼女を見捨てる（父親の死），彼女を批判する，彼女以外の人（姉たちと夫の愛人）に好意を持つといったものであるとき，彼女は，うつになり，引きこもり，自己評価も低下する．ケアされたいという願望は，自分には存在する権利があると感じたいという彼女の欲求の表れのひとつである．

認知行動的アプローチ

メアリーの問題には，うつ，夫や職場の同僚との人間関係の問題，日々の機能を維持できない，というものがある．彼女の自動思考――「私は何も正しいことができない」と「私には私をケアしてくれる誰かが必要だ」――は，自分は価値がなく，失敗者で，いつも助けが必要であり，誰かの助けがないと何もできないというメアリーの中核信念に基づいている．彼女の中核信念は，彼女を，無力，病弱で，姉のように有能ではないと考える母親と姉の見方を起源としている．

メアリーの問題の誘因と，活性化状況は，夫を失ったことと，うつの薬物療法を中止したことである．予想される治療の障害物は，メアリーの著しい要求行動と，治療者が自分のことを不適格者だと考えるのではないかという彼女の恐怖である．

目標設定 | Goal Setting

支持的精神療法が必要な患者にとっての治療目標の設定は，次のようになる：

① 症状の改善
② 適応状態の向上
③ 自己評価の向上
④ 全体的機能の向上

精神療法を進めるにあたっては，治療者，患者双方が治療の目的に合意している必要があり，そのため，目標の設定が，治療をガイドするために重要になる．最初の数セッションの間に設定された目標は，予備的なものとみなし，柔軟に変えられなくてはならない．それぞれのセッションごとの目標と，最終的な目標（Parloff 1967）の両方が検討されるべきである．例えば，メアリーにとってのすぐに決めなくてはならないセッション内の目標は，1週間のうちに彼女が仕事に復帰できるように手助けする，お互いに合意できる計画を立てることになるかもしれない．彼女にとっての最終的な目標は，仕事が続けられるようになることと，同僚との関係性を改善することになるだろう．

　治療の到達目標が明確に描き出されることによって，患者の動機付けは高まり，患者と治療者が共通の目標に向かって作業するための治療同盟の形成が促進される．変化の動機付けを高め，より明快に治療を進めるために，治療の目標は，患者が問題意識を抱えている領域から引き出すとよいだろう．こうした目標は，表出的精神療法の目標とは異なっている．表出的精神療法では，患者-治療者間の関係の分析と，以前は気づかれていなかった気持ち，思考，欲求，そして葛藤への洞察を通して，症状とパーソナリティの変化が治療目標となる．

　かつては，支持的精神療法では葛藤パーソナリティの長期的な変化は望めないという前提があった．しかし，Rosenthalら（1999），およびWinstonら（2001）は，支持的精神療法は，障害と精神療法のスペクトラムのより健康的な位置にいる患者のパーソナリティを変化させうることを示唆している．

　通常，治療の目標は，患者の目標であるべきである．患者が目標に同意できないような事態が生じれば，治療者は，問題を探り始める．メアリーのケースでは，お互いに合意できる目標のひとつは，うつを解決し，再発を防ぐことである．しかし，前回のうつ病エピソードで彼女は，うつが改善した後に薬物療法を中断している．したがって，メアリーにとって重要な目標は，うつ病エピソードの再発を防ぐために，薬物療法を継続することである．治療者が，メアリーが服薬をやめた理由を探り，服薬を中断することのリスクについて教育すると，彼女はこの治療目標に同意した．

重篤な精神病理を抱えている患者の場合，現実的な目標を設定することが特に重要である．患者のなかには，修正される必要があるような，誇大的な空想や魔術的な願望を持つ者もいる．メアリーは，夫が彼女のもとに戻ってくるだろうという非現実的な期待を持っていて，それが彼女の問題を解決すると考えていた．

　治療目標を，確立された，変えることのできないものと考えてはならない．例えば，メアリーのうつが一度解決されると，彼女は，ソーシャルネットワークを広げ，対人関係を改善して，援助を求めるようになるかもしれない．

結論 | Conclusion

　患者の問題，症状，および性格構造の評価は，診断，症例の定式化，そして治療計画を完全なものとするために不可欠なものである．症例の定式化は，構造論的，発生論的，力動的，認知行動的なアプローチを包含する，包括的なものであるべきである．本章では，症例を提示し，その患者の初期の評価と症例の定式化を示すとともに，治療目標の設定について記述することによって，このプロセスを示した．

4.

技法

Techniques

　第 2 章の「原則と行動様式」(15 頁)では，支持的精神療法の原則である，①患者と治療者とのやり取りは対話的であり，②関係における転移の側面は，関係の現実的な側面に付随するものであることについて解説した．この 2 つはすべての支持的な精神療法の基礎となっていることから，Rosenthal(2009)は，これらの原則を"文脈的な技法"として特徴づけた．本章では，**治療的な介入**(治療者の治療行為を説明するために用いられることの多い用語)である特定の技法について扱うことになる(**表 4-1**)．これらの技法は，――それがなければ何も達成できない――治療同盟を維持し，自己評価，自我機能，そして適応的なスキルを維持する，もしくは改善という支持的精神療法の目標を達成するために用いられる〔第 1 章の「支持的精神療法の基礎理論」(1 頁)で解説した〕．

同盟の構築 ｜ Alliance Building

　治療同盟は，最重要とまではいかなくても，あらゆる精神療法においてその結果を予測する最も重要な要因のひとつであることが明らかにされてきている(Horvath and Symonds 1991；Westerman et al. 1995)．そのため，支持的精神療法を用いる治療者は，意図的にこの同盟を構築し，維持するようにしなければならない．この同盟を支えるために，治療者は相手に対する関心，共感，そして理解を示す．治療者は会話を持続させるために意見を述べるが，同時にそれは患者とのつながりを維持するためでもある．治療者が，自分に対する患

表 4-1 支持的精神療法の技法

同盟の構築	関心を示す　　支持するようなコメント 共感を示す　　会話のスタイル 理解を示す　　不適切な同盟の修復
自己評価の構築	称賛　　一般化 保証　　励まし ノーマライジング　　激励
スキルの構築-適応的行動	助言　　適応的行動のモデリング 教育　　事前指導
不安の減少と予防	会話のスタイル　　問題に名前を付ける アジェンダの共有　　ノーマライジング 言語的な「クッション」をあてること　　リフレーミング 合理化
気づきの拡大	明確化 直面化 解釈

者のポジティブな感情がおそらくそれは転移の産物で，非現実的なものではないかと疑う場合でも，そのことについては話し合わない．その原因が生活環境，間違った情報，治療者の実際の行動，あるいは転移のどれであったとしても，治療関係を脅かすかどうかが常に関心事となる．不適切な同盟に注意を払い関係の破綻を修復することが重要であり，このことについては第6章「治療関係」(145頁)においてさらに詳しく議論する．

　初心の治療者は，新しい患者と何を話したらよいかわからないかもしれない．まずはその患者が話したい事柄について話し始めるのがよいが，治療者はそのままその話題に留まるか，あるいは経験的に有意義あるいは重要であることが多い別の話題に移るかを決めなければならない．例えば，最近入院してきた患者の場合には，薬物療法が最優先の話題になる．最初の質問は患者が定期的に服薬しているかどうか，そして彼または彼女が服薬によって何らかの好ま

しくない，あるいは不快な副作用を経験していないかどうかである．患者が処方されたとおりに薬を服用していない場合，医師はしばしば患者が服薬を遵守しないことを非難してしまう．不都合な作用に焦点づけることは，事態を敵対的なものから協力的なものへ転換する助けとなる．その後に，治療者は，服薬意欲に影響している可能性のある心理的な問題について話を切り出すことができる．考えられる問題としては，薬剤によってコントロールされると感じたくないとか，病気であることを受け入れたくないとかいったことが含まれる．

　治療者は，機能できていない人と日常生活について詳細に話し合い，その患者の適応的なスキルについて話し合う機会を持とうとすべきである．治療者は，患者が自分自身の状態をどのように理解しており，それにはどのような感情が関係しているかを探ろうと努力すべきである．慢性的な障害を抱えている人は，そのことについて話す機会を与えられなければならない．その患者は，表には出さない将来への恐怖を持っているかもしれない．抑うつは様々な状態に付随して生じる．抑うつは，患者が障害のある生活に直面していることへの気づきに対する反応であるかもしれないし，あるいは失った年月や家族内の緊張を振り返ることに対する反応であるかもしれない．

　治療者は患者の人生に関わる人々について知るべきである．高い水準で機能している患者たちは，重要な対人関係を持ち，交流について考え，それらを話題として持ち出す可能性が高い．低い水準で機能している患者たち（そしていくらかの高齢の患者たち）は，ほとんど人間関係を持たない生活を送り，自身の症状について長々と話したり，あるいは精神的な問題について抽象的に話したりするかもしれない．治療者は，家族，友人，知人，職場の同僚について，さらに孤立した患者の場合には，ケースワーカーや保護観察官，受付係，守衛，食事を給仕する人など，たとえ短くともその患者が接点を持っている人物について知るように努力する必要がある．

治療者1：この数日間で，誰かとコンタクトがありましたか．
患者1：義理の姉が電話をかけてきました．

治療者1：彼女について教えてください．
患者1：彼女にはうんざりですよ．
治療者1：彼女についてもう少し詳しく話していただけますか？（「なぜ彼女のことが嫌いなのですか？」と聞くのに比べ，より広く尋ねる圧迫感の少ない質問）

治療者2：今，あなたの人生に関わりのある人たちは誰ですか？
患者2：誰もいませんね．知っている連中はドラッグをやっているし．
治療者2：毎日話ができる人はいますか？

治療者3：電話すれば息子さんは来てくれるだろうとおっしゃいましたが，それは，電話しなければ来てくれないということでしょうか？
患者3：もし私たちにどうしてもという必要があれば，自分がしていることを置いてでも来てくれるでしょうが．……日曜の午後にふらっと遊びに来るかといったら？ まあ，それは無理だね．

治療者4：お宅に一緒にお住まいの方々について教えていただけますか．

治療者5：ガールフレンドですか？ その女性とは長い付き合いなのですか？

　話し上手な患者や高学歴の患者は，現在の活動や関わりのある人々について一言も語らずに，自分の問題の幼少期における原因についての内省や推論を延々と，そして不毛に繰り返すことがある．

自己評価の構築 | Esteem Building

　支持的技法である称賛や保証，そして励ましは，主として自己評価に関する懸念に対して向けられる．治療者は自分の態度を通して，受容や尊敬の念，そして関心を伝える．

称賛

　患者が何かを成し遂げた時に称賛を与えることは，効果的な支持的技法のひとつである．称賛は，塩入れから振り撒かれた塩のように，会話のいたるところに散りばめられるものである．称賛を受けるだけの価値があると患者自身も認める可能性が高い場合，称賛は患者が適応的な取り組みを達成したり改善したりすることを強化する．

治療者1：自分がこれまで扱い難い人間だったことを自覚していたとお母さんに伝えられたことは，素晴らしい一歩でしたね．そう思いませんか？
治療者2：そのことを非常に上手く説明できていますよ．
治療者3：それだけあなたがほかの人々のことを思いやることができるということは，素晴らしいことだと思います．**（注記：しかし，ある文脈では，思いやるということがその人の症状である可能性もあり，思いやりがあると患者に言うことが直面化になる場合がある）**

　偽りの称賛や患者にとって意味のない称賛は何も言わないよりも悪い．偽りとごまかしは，よい関係とは相いれないものである．

患者：私はいつも母を恐れていました．
治療者：何を恐れていたのですか？
患者：母は今朝部屋に入ってきて「どうしてまだベッドにいるの！」と言いました．母は私のことを大切だとは思っていません．両親は年中言い争っていました．母が精神的に変だと気づいたのは，私が15歳の時でした．
治療者1：あなたはそのことをとても上手く説明できてますよ．**（支持的なコメントだがこの場合は偽りの称賛である．患者は過去と現在，自分に対する母親の態度と母親と彼女の夫との関係を混在させていた．混乱した思考の反応は"解読"されるべきもので，患者が状況を上手く説明しているということはできない）**
治療者2：これらのことについて説明するのは，あなたにとって大変なことの

ようですね．あなたはすごく頑張っていると思います．（**的確かつ有益**）

　患者からすればよいこととは感じられないようなことについて治療者が称賛すると，その言葉は効果的でないばかりか，ネガティブな影響を与える可能性がある．

患者：本当に気分が悪くて何もできていません．何とか食事はしていますが，ほとんどの時間は役立たずの状態です．
治療者1：先週，じっと家にいる以外に何かしたことはありませんでしたか？ **（一般的な報告に満足せずに，具体的な事柄を求める）**
患者：ええと，映画に行きました……
治療者1：それは素晴らしい！！！
患者：はあ．（**かつて多くのことを成し遂げていたこの患者にとって，一本の映画を見に行くことよりも，何もできなかったことのほうが大きな問題だと感じていることを治療者は正しく理解していない**）

　コミュニケーションの失敗を防ぐための重要な方略は，フィードバックを求めることである．

患者：ええと，映画に行きました……
治療者2：それはよかったですね！　しかし，あまり喜べていないようですね？　そのあたりはどうなのですか？
患者：別に，何てことありません．以前は朝から晩まで活動的な人間だったのに，もしくだらない映画を観にいくことが私の限界なのだとしたら，私の状態は相当にひどいってことですよね．
治療者2：外出できたことについて，私はよいことだと思います．気晴らしになりますし，大切な一歩を踏み出したと思いますよ．（**治療者は異議を唱えて状況を悪化させるのではなく，患者の持つ負の感情に戻ることで彼ともう一度つながるべきであった**）

治療者3：ということは，外出できて映画にも行けたけれども，あなたとってはそれは「何かをしたこと」には入らないということなのですね？（**治療者は意見を述べる前に患者のことを理解しようとしている．これらの例では，どの治療者も患者に対して共感的に接していない**）

　治療者は誠実な称賛を用いて応答する機会をみつける必要がある．それが過剰である場合，わざとらしいとか心にもないことと思われるかもしれない．患者が健康的であればあるほど〔機能障害−精神療法スペクトラムで表出的の極に向かうほど；第3章「評価，症例の定式化，目標設定」の図3-1（42頁）を参照〕，称賛はそれほど必要でなくなる．障害がごく少ない患者には，社会的に期待される反応をした時に限って称賛を示すようにすべきである（例：達成に対するお祝いの言葉）．患者が治療における困難な領域に粘り強く取り組んでいることを褒めるのは役に立つかもしれない．最も簡単な称賛は，患者がしていることを治療者が認めることである．しかし，こうした称賛は実のところは意見もしくは判断である．最適な称賛は，前もって定められた目標の達成に向かう患者の歩みを強化することである．

患者：先週は毎日炭酸リチウム（リーマス®）を飲みました．
治療者1：いいですね．（**判断的ではあるが，ほどほどである**）
治療者2：いいですね．そうすることで，再発を防ぐ可能性が増しますね．（**望ましい行動の強化ではあるが，まだ権威主義的**）
治療者3：いいですね．あなたはそうするとおっしゃっていましたね．1回も飲み忘れがないようにしようとして，そしてあなたはそれを実行しました．ご自身ではどう思いますか．（**自己コントロールと自制心を強化している．フィードバックとさらなる関わりを求めている**）

保証

　保証は医療一般においてなじみの深い方略である．称賛と同様に，保証も誠実なものでなければならない．患者は，保証が自分特有の状況についての理解

に基づいたものであると確信しなければ気がすまない．患者は自分の心配事を詳しく述べる前に示された保証に対しては，疑念を持つだろう．また，話題が治療者の専門領域である場合，保証はその専門知識の領域内に限定しなければならない．治療者は患者に対して，特定の医薬品の効果と副作用について保証することができる．しかし，治療者は市場に出てきたばかりの薬の長期的な影響について患者に保証することはできない．それが事実であれば，副作用は報告されていないと伝えることはできる．大部分の人が急性の精神病エピソードから数週間で回復することや，ほとんどの人が死別から1年ほどで立ち直るということは正しいが，ある治療が間違いなく成功するということは正しいことではない．治療者は統合失調症の患者に対して，病気の悪化は数年で止まることがほとんどで，その後は改善し始める可能性があると言うことができる．医師が慢性の患者に対して，自分がケアを提供し続けるつもりだと言って安心させることができる．なぜなら，それは治療よりも重要であるかもしれないからである．しかし，単に患者（あるいは家族）がそれを聞きたいからといって保証を提供するのは決して望ましいことではない．もし患者が保証を求め，その保証が治療者の専門知識の範疇外であるという場合，その保証の根拠は明確にされるべきである．

患者：息子が学校にいる間は一日中，何かよくないことが起こるに違いないと思ってしまいます．

治療者：ニュースでは恐ろしい出来事をよく目にしますが，ご存知のように，多くの場合，ほとんどの人には何も悪いことは起こらないものです．（**これは専門的知識ではない．一般教養や一般向けの情報から得られる知識に基づいたものである**）

患者：私は遺伝子組み換えの行われていない食べ物をみつけるのに苦労しています．そういう食べ物は危険なんです．店の人はわかっていません．それで800番（訳補；アメリカのフリーダイヤル）に電話をしたのですが，何かはぐらかされた感じでした．

治療者：多くの人がそのことを心配しているのは知っています．しかし，私が読んだ論文では，実際に誰かに何かが起こったという報告は今のところありません．（**治療者は論文で読んだことしか知らない**）この件に関する科学的研究からの情報を入手し続けることが大事です．そして，覚えておいて欲しいのは，あなたの食生活の全体からすれば，あなたが心配している食べ物の量は比較的少ないということです．

未知のことに対する恐れに直面している際の治療者の役割は，保証を通して恐怖を取り除くことではなく，それに対処する方略を教えることである．
大部分の人々にとって，ノーマライジングと一般化は受け入れられやすい保証の形である．

患者1：祖母が亡くなった時，私はすごく落ち込んだ気分にはなりませんでした．母はとても動揺していましたが，私はそうではありませんでした．そのことで自分は罪悪感を持ちました．

治療者1：それは珍しいことではないと思います．非常に親しい間柄でない限り，子どもはしばしば祖父母の死を当然のこととして受け入れるものです．（**ノーマライジング，そして免罪の可能性あり**）

患者2：両親に（訳補；自分がゲイであることを）告白した時，母は自分が何か間違ったことをしたのかどうかを知りたがり，父はまるで私が犯罪者であるかのように振る舞いました．私は今でも彼らを憎んでいます．

治療者2：そういうことが起こることはよく知られています．あなたのご両親が若かった頃，世界について学習していた時代ですが，専門家たちは両親が間違った子育てをすることで同性愛がひき起こされると言っていました．同様に，その当時同性愛は精神病質パーソナリティのひとつとして分類されていました．これまでに，両親との間であなたと同じような経験をし，今あなたが両親に感じているのと同じように感じているほかのゲイの男性に出会ったことはありませんか？（**治療者は患者の気持ちをノーマライズし，気持ち**

を表出することよりも理解することを促している)

患者3：私にはこのプログラムが合わないとわかっています．私はラカンについて絶対に理解できないと思いますし．
治療者3：私もそうだと思います．(**治療者自身を基準として用いるのはリスクを伴う．しかしここでは，治療者は，自分は教養のある人物の代表として，また患者の仲間としてみられると想定している**)

ことわざや格言はノーマライジングのひとつの形である．

治療者1：無理矢理[成人した]子どもたちを互いに好きにさせることはできません．(**専門家として与える保証**)
治療者2：研究についてはわかりませんが，私たちは新聞や文献，そして聖書などから，兄弟どうしはうまくいかないものだということを知っています．(**教養ある人間からのノーマライジングによる保証**)
治療者3：こんな言葉があります．「子どもに無理に食事させたり，寝かせたり，幸せにさせたりすることはできない」．このことわざに次の言葉を付け足すことができると思います．「兄弟どうしがうまくやっていけるようにさせることもできない」と．(**格言を用いたノーマライジング**)
治療者4：私もこれまで自分の兄弟を好きだと思ったことはありません．(**なんら有用な意味を持たず，プロフェッショナルとしての関係性の境界を越えた，不適切な自己開示**)

病的で不適応的な行動もしくは日和見主義的で敵対的な他者との交流に対してまで保証やノーマライジングを用いてはならない．支持的精神療法の目的を最も効果的に達成できるのは，原則もしくは規則と一緒に保証を伝える時である(すなわち教育である)．

患者：どこかへ出かける時はいつも，コントロールを失ってしまうのではない

かという恐怖があります．

治療者1：あなたはコントロールを失いませんよ．（権威者としての保証は有用である．しかし，患者の強みや適応的なスキルを強化するような保証ほど影響力のあるものではない）

治療者2：私はあなたがコントロールを失うとは思っていません．その理由は，あなたはこうした恐怖感をずっと抱えていますが，これまでも上手く自分をコントロールできているからです．（患者の病歴に基づいた保証および適応的行動の強化）

治療者3：社交恐怖を持った人々はいつも，コントロールを失うことを恐れています．しかし，実際のところ，コントロールを失うことは，この病気の診断基準となる症状には含まれていないのです．（原則に基づいた保証）

励まし

　励ましもまた，医療一般およびリハビリテーションにおいて大きな役割を果たしている．慢性の統合失調症やうつ病，あるいは受動-依存的なスタイルを持つ患者たちは，精神的にも身体的にも活動的でないことが多い．治療者は，患者が自分の衛生状態を維持したり，運動したり，他者と交流したり，より自立したり，あるいは他者からのケアや援助を受け入れたりするように励ますかもしれない．リハビリテーションにはスモールステップが必要である．多くの人々はスモールステップを軽視し，そうした小さなステップはさほど重要ではないと考える．障害を持つ患者との治療では，受け入れやすいスモールステップとして概念化できる課題と活動を同定できるように工夫することが求められる．

患者1：なぜ作業療法で時間を無駄にしなければならないのかわかりません．私は花瓶に絵を描くような仕事に就くことはないと思うので．

治療者1：作業療法は花瓶の絵付けをする職業訓練を目指しているわけではないのです．そのねらいは，ある場所に腰を落ち着けて，課題を仕上げるという体験をしてもらうことです．つまりその目的は細かな作業を枠組みのなか

で実施することができるようにすることです．また，ある人たちにとっては，作業に集中するので，自分の心のことや問題について考えるのを抑えることのできる時間でもあります．**(治療者は「スモールステップ」の要素および注意をそらすという要素の両方について述べている)**

患者2：結果が出ないのでうんざりしています．でも，父がお金を出してくれることになったので，秋から大学に通い始めようと思います．

治療者2：そのように大きな一歩を踏み出す前に，高校かコミュニティ・カレッジで成人教育のコースを受講することがお薦めです．そこはあなたが思うほどの所ではないかもしれませんが，毎日規則正しく出席することや授業に集中すること，課題をやり遂げること，そして周りにほかの人々がいても大丈夫かどうかを確かめるためには，リスクの低い方法だと思います．**(学位プログラムに入学し，失敗するのは効果的なリハビリテーションではない．それは自己評価に悪影響を及ぼす．この介入は助言にも分類されうる)**

励ましの影響力は強い．なぜなら，人々は自分の努力が何かにつながると信じていたいからである．励ましは，大人たちが子どもの利益のために何かをしてくれていた，子ども時代の世界を思い起こさせる．同様に，治療者は特定の励ましによって，患者にケアや思いやりの心，そして心地よさを提供することができる．**激励**は励ましをさらに強めた形のものである．

患者：ちゃんと食べていますし，よく眠れています．でも，前には進めていません．アパートの部屋はぐちゃぐちゃですし，周りは俗にいう「福祉」の仕事にでも就いたらと言うのですがねえ．

治療者：落ち込んでいる人は自分の努力はどうせ無駄になると思ってしまうので，何も行動を起こさなくなってしまうものです．今，普通に食べて眠れるのなら，そこから抜け出す唯一の道は何かを始めることです．たとえあなたのレベルにふさわしくないと思うような仕事でも，思い切って始めてみることで見方は変わり，自分は機能する人間であると思えるようになってきま

す．そこまで行けば，何か意味のあることにとりかかることができます．

これまでのところ，励ましについての議論は，**励まし**という言葉が持つ2つの意味のうち，ひとつだけを扱ってきている．すなわち「刺激を与えて何かをするよう促し，励ますこと」である．もうひとつの意味は「希望を与えること」である．治療者は患者に希望を与えるために励ましを用いることもできる．

患者：先週できたのは映画に行くことだけでした．自分の状態は相当悪いと思います．

治療者：うつ病で最も悪いことのひとつは，物事が何とかうまくいくと想像することさえできなくなってしまうことです．昔はもっとうまくできたのにと考えてしまうということは，あなたが今どんなに悪い状態にあるかを示す証拠です．それがこのうつ病という病気なのです．信じ難いかもしれませんが，これらの薬は多くの場合改善をもたらし，うつ病状態から気分を持ち上げる助けとなります．ひとまず，あなたができることをやってみましょう．おわかりになりますか？

スキルの構築――適応的な行動 | Skills Building—Adaptive Behavior

助言や心理教育，そして事前指導といった技法を用いて，患者を適応的な行動へ導くことが支持的なアプローチの重要な要素である．第2章「原則と行動様式」(15頁)で述べたように，この介入法では直接測ることのできる物差しが用いられる．患者の機能が著しく低下している場合，それは自我機能に問題がある証拠だと治療者は考える．大部分の患者たちにとって，スキル構築の主要な焦点は対人関係に関するものである．本章の最後および付録のDVDで紹介している症例2(95頁)と3(104頁)は，治療のこうした要素を説明している．

助言と心理教育

助言と心理教育は，治療者がエキスパートである領域の場合は適切な介入方

法である．それには，適応，精神疾患，標準的な人間の行動，対人交流，分別ある社会生活，そして場合によっては階級制度のある組織への加入に関することなどがある．治療者は，患者が生きている世界の道徳規範や慣習を熟知しておくことが重要である．治療者にとっての課題は，患者に助言を与える段階から，患者が自分自身の方法で道をみつけたり，あるいは自分自身で助言や情報源を見つけたりするのを学ぶ手助けをする段階へと移る時期を知ることである．依存的な患者に助言を与えるとその人を満足させることはできるが，その人の成長の可能性を奪っているかもしれない．

　理想的にいえば，助言を与える際，治療者は問題解決の一般的な原則や方法についても教育すべきである．もし治療者の提案している助言が患者のニーズに対する明確な回答ではなく，治療者の先入観や信念を反映したものであると患者が察知した場合，患者と治療者間の同盟は傷つくことになる．

治療者：あなたは規則的に運動すべきです．
患者：何のために？
治療者1：誰でも運動をすべきなんです．肥満はこの国にとって重大な問題だからです．（もしかすると正しいかもしれないが，**患者が自分に関連するのかどうかはっきりしないような一般的な真実として提示された**）
治療者2：運動がうつ病の症状を軽減させることが多くの研究からわかっています．そうすれば必要な薬の量を減らすことができます．（**患者の状態と関連した助言を含んでいる**）

　患者が自分自身のニーズに合ったものとして聞いた時には，助言は有意義なものになる．もしその助言がよい考えだったとしても，それが患者の認識しているニーズと一致していない場合，それは必要のないテレビのコマーシャルや的外れのお説教になってしまい，それが真実だとしても，他人ごとになってしまう．それだけではなく，助言が当人のニーズに合致していないと，患者と治療者の結びつきが損なわれる可能性もある．転移の観点からすると，決まり文句のような助言や安易な称賛を耳にした患者は，自分のニーズを満たすことに

失敗してきた人たちの発するコメントの複製を耳にしていることになってしまう（訳補；つまり患者は，この治療者も今まで依存してきた人たちと同じように自身のニーズを満たしてくれないと感じる）．すべての治療者もまた，自身の考えのうち，どれが個人的な確信や独自の思考体系に基づいたものなのかを知っておくべきである．

　機能が著しく損なわれた人への日常生活に関する助言は，生活のあらゆる面に対して適切に与えられなければならない．機能が損なわれていない人に対しては，たとえその人の生活を向上させる可能性があるとしても，細かな助言は与えてはならない．

治療者1：朝起きたら，着替えてベッドを整えてください．毎日決まったことを順を追ってこなしていくことが重要です．

治療者2：初心者レベルの仕事に就くことには大変がっかりするでしょう．しかし仕事を持っておらず，またコネもない場合，しばしばそれが仕事に戻る唯一の方法なのです．後で以前のレベルに戻ろうとする場合，そのことは将来の雇用主に対して，あなたが仕事をする段階にまで戻ってきたということを示す証拠になります．

治療者3：あなたの行動に興味を持っている人はたいてい，すべてを詳細に知りたいとは思っていないものです．彼らはあなたが映画を楽しんだかどうかについては知りたいと思っているかもしれませんが，映画全体のストーリーを知りたいとは思わないでしょう．話を止めて，相手の人があなたのことをもっと知りたがっているということを示す質問をするかどうか耳を傾けてみるとよいと思います．

治療者1：無利息で貸すと言ってきているかもしれませんが，借りは作らない方が得策です．**（分別ある知恵）**

治療者2：動揺した時に救急外来に来なければならなくなったり，死にたくなったと言ったりしなくてもすむように，何をすべきかという方略について一緒に考えてみましょう．**（適応的スキル）**

治療者3：アパートの掃除を始める計画を立てたほうがよいと思います．自分は掃除をすることもできないという事実ばかりだと，あなたの自己評価が低下していくからです．(**論理的な説明**)

治療者4：もしあなたが自分のアパートのことを何もしないと，誰かが保健所に苦情を言う可能性もありますよ．(**批判に近い事前指導**)

　治療者は，患者が自分自身で決断することができる事柄については助言を与えるべきでない．必要のない「助言」を慎むことが，精神療法と社交的な会話との違いのひとつである．

患者：私がすべてのことについて心配するのは知っているでしょう．あなたは，インターネットでクレジットカードを使うのは安全だと思いますか？カード情報が盗まれるとどこかで読んだのですが．

治療者：そうですね．私も読んだことがあります．精神療法を行っているここですべき質問は，私があなたの考えが正しいと思うかどうかではなく，様々な違う意見や相反する圧力がある時に，あなたがどのように決断に至るのかということです．

　治療者はたいていの場合，患者の報告に基づいて助言をすることができる．しかし，たとえ患者が助言を求めている場合であれ，憶測に基づいて助言を行うのはプロとはいえない．

患者：彼氏が昨日また人前で私に恥をかかせました．家に帰ってから，彼にそのことについて怒鳴ったら，彼は私に，お前は神経質すぎると言ったんです．もう我慢の限界です．

治療者1：もし彼がまたこのようなことをするなら，家から出ていくと彼に伝えなさい．(**彼らが一緒に居続けてきたことの背後にある無意識からの影響について治療者が完全に理解していない限り，このような助言は家族や友人が言うために残しておくべきである．もし患者が立ち去った後に不幸な気持ちになった**

場合には，治療者のアドバイスが悪かったと責めるようになる可能性がある）
治療者2：あなたたちのどちらも腹を立てていない時，何があなたに嫌な思いをさせたのかについて彼と話してみることはできますか？（**暗示的な助言**）

　心理教育は助言よりも重要な介入法である．心理教育は，治療者の持つ専門的な知識に基づくだけではなく，明文化されていない人生のルールブックに則った理性的で知恵のある人間として生きる原則も含まれている．治療者がモデルとなってどのように行動すべきかを示すことになる．このモデルに関しては，かつて**代理自我**(lending ego)という用語が比喩的な表現として用いられており，治療者の理性的な立ち振る舞い，自己制御の仕方，物のまとめ方などをモデルとして見せることで，患者にとって有益となるとされていた．

治療者1：あなたは自分が激怒するところまでじっと我慢する傾向がありますね．そうなると，たとえば，人々を怒鳴り散らしたりすることになるわけですが，たいていは，極端な状態になる前に問題に対処するほうがよいアプローチだと思います．
治療者2：たとえあなたが正しいとしても，人はあれこれ指図されるのが嫌なものです．

事前指導

　事前指導あるいはリハーサルは，認知行動療法と同様に支持的精神療法においても有用な技法である．その目的は，何かを遂行しようとする際，その道筋で障害となりうるものを予測し，それらへの対処法を準備することである．より機能が低下している患者に対する指導は，より具体的でなくてはならない．

治療者：あなたのこれからの計画はどのようなものですか？
患者：もう一度社会に戻れるように何か始めようかと思っています．（**具体的でない**）
治療者：社会復帰のための第一歩はどのようなものでしょうか？（**具体性がな**

く，曖昧な答えは計画とはいえないことに気づくこと）

患者：そうですね，たぶん高齢者センターに行くことになると思います．息子の妻が，車で私をそこに送り迎えをすることになると言っていました．

治療者：そのことで生じる問題があるとすると何でしょうか？

患者：彼女が仕事で残業しなければならない時どうするかです．

治療者：その場合，あなたは何ができると思いますか？

患者：高齢者センターは図書館の近くなので，図書館で迎えを待っていられると思います．

治療者：いい考えですね．ほかに何かありますか．高齢者センターに行ったらあなたはそこでどうなると思いますか？

患者：まあ，誰も知った人はいないでしょうからねえ．

治療者：誰も知った人がいない所にひとりで行くことは誰にとっても大変なことですね．あなたはその状況にどう対応できると思いますか．

患者：私は誰か，あまりぼけていなさそうな人に自己紹介をすることができると思います．

治療者：ええ．そしてもしかすると，センター長か，あるいは担当者にあなたを誰かに紹介してくれるよう頼むこともできると思います．こうしたプログラムを運営している人たちは，初めてセンターに来た人にとって場所に馴染むことがどれだけ大変かということを十分承知しているものです．もし数日通ってみて，センターに通うことにまだ馴染めないとしたらどうしましょうか？

事前指導は，特に慢性の統合失調症患者にとって重要である．なぜなら，彼らは特に新しい状況を恐れ，社会的手掛かりを把握する能力に自信が持てず，適切な応答をする自信が持てず，拒否されることを恐れ，そして長い間努力し続けることができないことが多いためである．この技法はまた，拒絶を恐れていながら意図せずにそのような状況を作り出していることが多い薬物乱用患者に対しても重要である．

事前指導はリハビリテーション以外の状況でも有益かつ支持的であるかもしれない．

患者：来週，消化不良と身体の弱さのことで内科医に行きます．

治療者：ご存知だとは思いますが，まずはあなたがはじめに気づいた症状よりも，一番悩んでいる症状，たとえば疲労感から始めなくてはなりません．医師に自分の問題をどう説明するか，リハーサルしておきたいと思いますか．……そしてもし誰かが「わかりましたか」と聞いてきた時，はっきりとわからなかった場合には「もう一度説明してもらえますか」と言うようにしてください．

再発予防は支持的精神療法の重要な目標のひとつである．薬物乱用に関する文献には，再発予防のために患者と話し合う話題の実用的なリストが収録されている（例：Marlatt and Gordon 1985, pp.71-104）．これらのリストを薬物依存のない精神疾患患者のニーズに適用するには少し調整が必要である．

・ハイリスクな状況を特定し，それらに対処するために事前指導を用いる
・ネガティブな感情状態に対処する
・対人関係の葛藤に対処する
・社会的圧力に対処する
・再発を特定し，それに対処するために事前指導を用いる

不安の軽減と予防 | Reducing and Preventing Anxiety

支持的精神療法家は，患者の顕在的な不安や症状を扱うだけでなく，不安の予防を行う．こうした目標を達成するための技法には，本章〔「自己評価の構築」(70頁)の項〕で先に論じた保証や励ましがあるが，それは不安が効力感に悪影響を及ぼすからである．防衛の支持もしくは強化は技法としてではなく，原則あるいは方略として論じてきた〔第2章「原則と行動様式」(15頁)を参照〕．構造化された治療環境，すなわち変えられる環境（Winnicott 1965）には不安を軽減させる効果があり，あらゆる形式のセラピーで治療効果をもたらしている．治療者は数えきれないほど多くの方法を用いて，適応的で，理性的

で，系統だった行動と思考のモデルを示す．このモデリングは教育的であり，同時に安心感を与え，心を落ち着かせるものである．

　治療者は病歴聴取や弁護士による反対尋問のように，続けざまに質問をするだけで，こちらから何かを伝えることがほとんどない尋問形式になってしまうのを避けるために，できる限りの努力をすべきである．不安を最小化するために，治療者は患者とアジェンダを共有し，質問や話題の背後にあるものを明らかにする．

治療者1：あなたの記憶力や集中力を確かめるような質問をしたいと思います．
治療者2：あなたは，娘さんとの関係が主な心配事だとおっしゃいました．それに関して何か新しいことはありますか？
治療者3：お父さんが亡くなった時，あなたは悲しみに暮れましたか？　なかにはわずかな反応しか示さない人もいますが，それでも大丈夫です．しかし，全く反応を示さない人はそれを心の内に抑えており，そのことが問題となる可能性があります．

　治療者3はより長い説明を与えている．余分な言葉，さらに言うならば必要以上の言葉を用いることは不要な付け足しを生み，介入の効果を減少させ，患者は理解しづらさや居心地の悪さを覚えるかもしれない．支持的精神療法家は，患者にリスクをとらせて厳しい反応をせざるをえなくさせることを避ける．以下の2人の治療者は同じ情報を得ようと試みているが，2番目の治療者はより多くの言葉を用いている．

治療者1：あなたは誰かがほかの人から傷つけられているのを見た時，性的興奮を覚えますか？（**非常に不躾な質問**）
治療者2：これからお聞きすることは妙な質問に聞こえるかもしれませんが，あなたと同じように身体的な苦しみを味わってきた人に対しては妥当な質問です．拷問の絵を見た時に性的興奮を覚えることはありませんか．美術館にある殉教者の絵などがそれに含まれる可能性もあります．これは珍しいこと

ではありません．多くの人々は拷問の図を描いたり見たりすることを望んでいますが，こうした偉大な絵画は皆，それを実現するための口実なのです．一方で，暴力被害にあっていてもそうした反応を示さない場合もあります．**（もし患者が「いいえ」と言ったとしても，治療者と対立しているとは限らない．なぜなら，彼は「いいえ」と言うことを許可されているからである．もし彼が「はい」と言う場合，治療はしやすいといえる）**

Pine（1984）によって提唱された高く評価されている介入法のひとつは，不安を喚起させる質問をする可能性があることをあらかじめ患者に伝えておくというものである．この方法は，治療中の患者が不安を感じる可能性を最小限に抑える効果がある．

治療者：以前にあなたが動揺してしまったために中断した話題に戻りたいと思います．あなたのお母さんが再婚し，再婚相手の子どもが引っ越してきて一緒に暮らすことになった時に何が起こったのかを知りたいのですが．

治療者は，患者に不安をひき起こすような話題に進むことについて許可を求めることによって，より安全な治療環境を作り出すことができる．

治療者［続き］：そのことについてもっとお話しいただけるでしょうか？

問題に名前を付ける

問題に名前を付けることによって，患者のコントロール感が高まり，不安を最小化することができる．人々が物事を分類し，数を数える理由のひとつは，コントロールしたいという欲求のためである．

患者：私は本当にバカな人間です．人を夕食に招いておきながら，ご飯を炊くのに十分な時間を考えなかったり，サラダも早めに作っておいたほうがよいと思ったのに，冷蔵庫にはそのサラダを入れておくのに十分な空きがなかっ

たり，事前に皆さんに肉を食べるかどうかを尋ねておけばよかったのに，それすらも気がつかない．私は娘にとって本当にひどい手本です．

治療者：これはまさに私たちがここで扱っている問題整理の現れのような出来事ですね．私たちはそのことについて話し合ってきましたし，改善がみられています．ほかの手順でできた可能性のある特定の問題について話し合ってみましょう．**（数多くあるように見える問題を，ひとつの名前を冠した単一の問題にまとめることで「脱破局化」という目標が近づく）**

問題に名前を付けることは，診断と予後，そして治療計画について説明するという，馴染みある医療上の責任を果たすためにも用いることができる．

患者：母はそんなに横になっているべきではないと言うのですが，そうしていると気が楽なんです．毎週求人広告に目を通していますが，給料が十分な仕事はないし，将来もないと思います．残っているお金も多くありません．宝くじが当たれば最高でしょう．できそうな仕事がひとつありましたが，通勤しなくてはならなくて，それが嫌なんです．

治療者：このような状態が長い間続いていますね．もううつ病の徴候や症状はありませんし，薬も効いていると思われます．現在残っている問題は意欲喪失だと思います．それは，どうせやっても自分の努力は成功しないと思いこんでいる状態で，だから，何もしないのです．ここから抜け出す唯一の方法は，何でもいいから何かを始めることです．小さな一歩は小さな成功につながります．リハビリテーションの方法です．それは，自己評価と自信の回復にもつながります．**（治療者は名前を付け，説明し，助言を与えている．これらは支持的精神療法の技法である）**

合理化とリフレーミング

リフレーミングや言い換えは物事に違った光を当ててみること，もしくは異なった観点から物事を見ることである．

患者：すべてがうまくいっていたのですが，自分が話して，話して，話し続けていることに急に気づいたのです．もう何度もこうしたことを繰り返しています．自分ではどうすることもできないことのようです．

治療者：しかし以前なら，あなたは自分が何をしているか気づかず，しばらくたつまで何がよくないのかわからないという感じでした．今のあなたは，それが起こった時に問題に気づくことができます．これはひとつの進歩ですね．（リフレーミング．**出来事自体は変えられないが，違う部分を強調することはできる**）

患者：本当に私はバカだと思います．駐車違反切符を切られてしまったんです．メーターが時間切れになる前に戻って来ることができたはずなんです．注意が足りなかったんです．

治療者：なるほど．それはきついですね．もしそういったことが時々起こるのは避けられないと思うのでしたら，車を所有する際に定期的にかかる費用の中に年間1，2枚の駐車違反切符の費用を入れておくとよいかもしれませんね．（合理化．**大人の世界の代表者である治療者が，患者のことをバカではないと考えていることに患者が気づくことで恩恵を受ける**）

合理化は，不快な思考もしくは感情の回避に対する有力な方策である．

患者：息子はあまり顔を見せません．

治療者：ええ．多くの若者は仕事や家庭にすっかり釘づけにされています．だとすると，あなたは彼の助けなしで何とかやっていかなければなりません．（**合理化と励まし**）

合理化はまた表出的な精神療法においても有用である．

患者：息子はあまり顔を見せません．

治療者：あなたはがっかりして，おそらく怒っていらっしゃるように聞こえま

す．（患者が気づいていないと思われる気持ちに気づくことを期待している）

　患者の合理化が病的なものである場合には，治療者はその防衛に挑戦するべきである．

患者：はい．私はいつも物を家に持ち帰ります．夫はゴミだと言いますが，私としては，新しい物は買わずにこうやっていつもお金を節約しているのです．
治療者：以前あなたはここに来られた時，ご主人が別れると言って脅してくるとおっしゃっていましたね．もしかすると，問題はあなたが自分の強迫症状をコントロールできないことなのではないでしょうか．（**節約をしているのだという患者の合理化に挑戦している**）

　これらの技法を用いる際に気をつけることは，軽薄に聞こえないようにして，論争や対立を避けることである．

患者：相変わらず気分は悪いです．薬が少しも役に立っていないように思うのですが．
治療者1：私には，ずいぶんよくなっているようにみえますけどね．（**対立．医師と患者との会話では珍しくない**）
治療者2：うつからの回復途上にある人たちはたいてい，薬が効き始めるにつれ，周りからは元気が戻ってきたようにみえるようになり，そして本人もよく食事をするようになるものです．こうしたことは，本人が自分の気分がよくなったと感じるより前に起こるものです．（**意見の相違ではあるが，治療者は患者にとって役立つと思われる専門家としての知識を伝えている**）
治療者3：あなたは起き上がって何かをしなければなりません．一日中ベッドの中で気分がよくなるのを待っているわけにはいきませんよ．（**論争的な言い方，すべての臨床状況でそれが当てはまるわけではない**）
治療者4：もし処方された薬を飲み続けていれば，このような状況にはなっていなかったでしょうね．（**知ったかぶり口調**）

治療者はしばしば，それが役に立つ教育だと思って患者の言うことを否定するが，それは助けにならない．

患者：気分が落ち込みました．以前は毎日きちんと起きて仕事に行き，それなりの給料をもらっていたことを考えていたんです．前はそれなりの人間だったんですよ．

治療者：そうですか，でもあなたは今，生活保護を受けていますよね．**（共感的でない保証，あるいは患者の状況からピントのずれたリフレーミングは，治療関係にネガティブな影響を及ぼす可能性がある）**

気づきの広がり ｜ Expanding Awareness

　明確化，直面化，および解釈は，以前は気づいていなかった考えもしくは気持ちを患者に気づかせるのに有効な技法である．

明確化

　明確化には患者が言ったことの要約，言い換え，もしくは整理が含まれる．多くの場合，明確化は治療者が話をよく聞いていること，そして聞いたことを整理しているのだということを単に示すものでしかない．明確化は気づきを広げる介入である．精神療法の場でもそれ以外の場所でも，人は自分が言ったことの重要性を認識しないまま話をする．

患者：やり終えることができませんでした．私は，家を売らなければなりませんが，その前にいくつか片づけなければならないことがあって．でも，それができていません．別れた妻には未払いの養育費に関する裁判書類で悩まされています．薬は効いていると思いますが，そのせいか創造性が鈍ってしまっています．彼女は情け容赦ないんです．私は双極性障害です．彼女たちはそのことを考慮に入れるべきだと思いませんか？　その上，また車が壊れ……．

治療者：お話をうかがっていると，あなたは自分が押しつぶされそうだとおっしゃっているように聞こえます．

直面化

専門用語としての**直面化**には，対立あるいは攻撃といったニュアンスは含まれない．むしろそれが意味するのは，患者が理解していなかった，あるいは回避したり防衛したりしていた，ある種の行動や思考，気持ちのパターンに注意を向けさせるということである．以下の会話は，前に「明確化」の項で紹介したコメントの続きで，その中で治療者は直面化を用いている．

患者：私は大きな家にひとりで住んでいます．もしそれを売ったなら，私はより小さな住み家を手に入れ，いくらか現金を手元に残すことができます．しかし，まだ全く何もしていません．私はひどく落ち込んでいるんです．
治療者：お話からは，支払いをしたり，また前の奥さんが望んでいる物を与えたりするための十分なお金を得られそうなことをするのを避けているように聞こえます．（「うつ」という言葉は一般的に使われる言葉であり，「私はうつになっている」と言う患者が必ずしもうつ病性障害の診断基準を満たしているとは限らないということを治療者は知っている）

人はしばしば，重要な気持ちに気づいていないものである．初期の精神療法の実践においては，多くの場合患者は，それに気づけるように精神療法家が手助けするまで，性的な気持ちに気づいていなかった．怒りもまた患者の気づきの外側にある可能性がある．隠された怒りは，権威のある人物，成功している人物，操作的な人物，あるいは依存的で受動的な人物に対して向けられている可能性がある．怒りは妄想様観念に対する情動反応かもしれない．怒りの発見が必ずしも症状やそこなわれた機能の減少につながるわけではない．

ほかにはどのような気持ちが気づかれないままになっていることが多いのだろうか．憤り（例えば両親，子ども，配偶者，同僚に対する）は怒りと関連しており，しばしば罪悪感や恥を伴っている．それはしばしばネガティブな気持ち

として認識される．例えば，過度に他者に依存的であることは憤りと結びついていることが多い．悲嘆が隠された気持ちのことがあり，誰か近しい人の死を深く悲しんでいない人の場合は特にそうである．遅延悲嘆のもうひとつの例は，長い間混乱した生活を送ってきた統合失調症の人かもしれない．そうした人たちは，抗精神病薬によって安定に至った後にようやく，自分たちが失ってきた年月や，自分が他者にひき起こした苦痛について嘆き悲しむことができるようになるのかもしれない．ある人たちにとって，親密さと思いやりといった気持ちは気づきの外に置いておかれるものである．ある人たちは弱さを非常に恐れるため，それを心から追い出す．回避される気持ちのリストは，数え上げればきりがない．

単に感情に名前を付けて，次に進むのは支持的な技法である．これまで検討されてこなかった患者の気持ちと思い込みを探っていく場合，治療者は，どのようなものであれセラピーのなかで発見されたほかの例から学べるものを探そうとして，その発見が意味することについて話し，その基礎になっていることを理解し，そして最終的にはそれについて何をすべきかを決定しなくてはならない．

解釈

解釈には誰もが認めるような定義は存在しない．「患者の思考の真意あるいは行動の意図」(Othmer and Othmer 1994, p.87)に対して行われた説明の特徴を示すために多くの著者たちがこの語を用いている．ほかの人たちは，現在の気持ち，思考，もしくは行動を過去の出来事または治療者との関係と結び付けるものとしてだけこの用語を用いている．これらの要素すべてを結びつけることは，表出的精神療法の目的を達成するために重要である．しかし支持的精神療法においては通常，治療の中断を避ける必要がある場合にのみ患者–治療者関係と結びつけられる．

治療者：あなたは私に同意できないとは言っていませんが，あなたは私が提案するすべてに，何か問題があると考えているようです．あなたが話された仕

事上の問題から，他の人にも同じことをしている可能性があるように思います．**（治療者と現在の行動との結び付け．支持的精神療法では，このような結び付けは適応的なスキルを向上させる努力の助けになる可能性がある）**

過去の因果関係についての洞察は大部分の支持的アプローチの目標ではない．しかしながら第2章「原則と行動様式」(15頁)で述べたように，症状と機能障害の意味がわかるこれまでの経歴もしくは語りを作り上げることは有用な共通の作業であり，不安を軽減するための方策となることも多い．

結論 | Conclusion

支持的技法は列挙可能なものであり，またそれらは習得可能なスキルである．練習することによって，治療者は多くの状況でこれらのテクニックを使うことが可能となる．こうした技法についてのより長く詳細な記述は一部の本で見つけることができる．特に役立つのは，Pinsker(1997)，Wachtel(1993)，Winston and Winston(2002)，Rockland(1989)，そしてNovalisら(1993)の著作である．患者を理解するためのガイダンスは，この80年の間に書かれた精神力動と精神療法に関する数多くの書籍と，この500年の間に書かれた数多くの文学作品のなかにみいだすことができる．

症例2と3 | Vignettes 2 and 3

症例2と3(付録のDVDに収録されている)は精神病理学スペクトラムとそれに関連した治療スペクトラム〔第3章「評価，症例の定式化，目標設定」の**図 3-1**(42頁)を参照〕を動画で解説したものである．症例2は重度かつ持続性の精神疾患を持つ非協力的な患者に対する困難な治療の例を示している．治療は完全に，支持的-表出的スペクトラムの支持的な極にある．症例3は，そのスペクトラムの中間より右側の支持的-表出的治療の例である．

症例2　重度かつ持続性の精神疾患を持つ非協力的な患者

　ジェリーは4週間前の退院時に，統合失調感情障害と診断された21歳の男性である．彼は，母親との口論の後に自分を傷つけるために入院していた．彼は，継続した治療のためにクリニックに紹介された．3年前に高校を卒業してからずっと，彼はテレビやコンピュータゲーム，あるいはネットサーフィンに大部分の時間を費やしていた．彼がこれまでほかの人と親密な関係を持ったことは全くない．

　これが3回目の受診である．治療者の目には，彼が誇大的で，独特な関連付けと前提を特徴とする思考過程を持ち，悲観的であると映った．患者の努力を正直にほめることは，重要な支持的方法のひとつである．患者が悲観的で拒絶的になっている時，彼は，自分を称賛してくれる治療者を敵対勢力の一員だと認識するかもしれない．治療者にとって直近の目標は，患者が治療を続け，処方された薬を服用することである．したがって，治療者の主な関心は治療関係を確立することで，どのようなものであっても批判と受け取られる可能性があることを避けるよう努め，称賛を与えることにも慎重になっていた．助言も説明を加えながら注意深く行っている．著しい思考障害を持った新患の面接ではよくあることだが，治療者は時折，患者が何のことを話しているのかわからなくなる．治療者は非現実的なことには同意したくないが，同時に，患者に対して挑戦したり，多くの質問をしたりするのも避けたいと考えている．

治療者：それで，これまで，どうだったのですか？
ジェリー：別に何も(**意思の疎通が悪い**)．ああ，そう言えば，働き始めました．住んでいるところから数ブロック先です．

治療者：そのことについてもう少し話していただけませんか．(**平易な言葉**を使っての説明要求：無理強いに聞こえないように)

ジェリー：主にコンピュータの修理ですね．昨日から始めたんです．母親の友人の所で．

治療者：1日やってみて，どんな感じですか？

ジェリー：何も変わりませんよ(**否定的**で**悲観的**)．家にいて，テレビを見ているのと同じで，本当に何も違わないんです．

治療者：いくらかお金を稼ぐことができるという事実についてはどうでしょうか？(よかった面を見せる試み)

ジェリー：稼ぐことなんかどうでもいいんです．

治療者：週に何日くらい働くつもりですか．(**対決姿勢**と受け取られないような形で会話を続ける)

ジェリー：ええと，ビデオレンタルのビジネスもやっているので，その仕事の面倒とコンピュータ修理で，もしかすると，週3日くらいでしょうか．

治療者：へえー，だとすると結構忙しいじゃないですか．(**中立的**に話を促進する)

ジェリー：どうってことありません．

治療者：今の段階では，その仕事が上手くいくかどうかを判断するのは早すぎでしょうが，どうもこの仕事に賭けたいとは思っていないような印象を受けますが．(**反対の事実**を使わない明確化)

ジェリー：[応答なし]

治療者：その仕事に関して，難しく感じるところはないのですか？(**事前指導**を試みる機会を探っている)

ジェリー：ほとんどのコンピュータは自分で直せます．まあ，誰かがぶっ壊したやつですけど．(ついに**肯定的**な発言)

治療者：コンピュータ初心者が最初に聞かされるのは，このコンピュータ

は絶対に壊れませんということなんですけどね．（ここではまだ，会話が成立するよう試みている）

ジェリー：そんなふうに言っている奴らはバカですよ．

治療者：とにかく，今回あなたは仕事をみつけ，その上，抜群にその仕事ができる．（**称賛**）　しかし，その仕事はあなたに喜びを少しも与えてくれない．私の理解は正しいでしょうか？（**明確化し，フィードバックを求めている**）

ジェリー：そうそう．家にいてテレビを見ているのと同じです．（治療者の認識に同意している）

治療者：あなたがよければ，このあたりで，ほかの話題に移ることができますが．（患者が質問を取り調べのように受け取らないよう，治療者はアジェンダを共有し，同意を求めるという「地図を示す」やり方でもって新しい話題を導入している）

ジェリー：［ぶつぶつ言いながらも同意する］

治療者：ちょっと質問させていただきたいのですが．あなたとお母さん，またご兄弟との間はどのようになっているんでしょうか？

ジェリー：弟は今週学校を休んでいます．母親には本当にむかついてます．彼女は職を失って……そのことで余分なプレッシャーを自分にかけられているんです．

治療者：何があったのですか？（**自然な会話としての応答．焦点が狭くなることを避けている**）

ジェリー：わかりません．何か新しい仕事をみつけたみたいです．今日か明日あたり始めるかもしれませんね．誰かが彼女に電話するはずなんですけど．（患者は彼の母親について話しているが，長年にわたる彼女との葛藤については話していない）

治療者：あなたが入院していた時，あなたがどんなに落ち込んでいたかをお母さんは理解していると思いますか？（患者と母親との関係に焦点を

合わせ続けようと試みている）
ジェリー：わかりません．そうかもしれませんね．
治療者：彼女から受けるプレッシャーについてもう少し詳しく話してくださいますか．**（焦点を合わせ続け，詳細について探索している）**
ジェリー：ええと，自分が金を稼がなければならないと感じることでしょうか．
治療者：つまり，彼女にはそのへんがわからない，彼女には本当のところが理解できていないと感じるというか．**（この質問は包含的質問で，尋問のように感じられる直接的な質問を避ける方略である）** そしてご存知のように，面白いことに，ある人たちは本当に精神疾患について理解していません．そういう人たちは，まるで，あなたがどう感じるかをあなたが自由にコントロールできるかのように，あなたがパッとよくなって元気になると思っているようですね．**（共感的なコメントと同時に，暗にもうひとつ意味を含んだ質問をしている）**
ジェリー：自分は説明しないようにしています．それでも，まあ何人かは，話を聞いてくれますが．その他はダメですね．そんな奴らとは関わらないようにしています．**（患者は，自己イメージを，尊敬されていない教師の姿と重ねているかのようだ）**
治療者：もう一度試してみる価値があるかもしれませんね．結果がどうなるかわかりませんから．**（そこはかとなく肯定的．テーマが母親から「人々」に移ったことに戸惑いつつ）**

　この患者は，職を見つけるという，適応に向けての一段階を踏んだことを強化しようとする治療者の努力をはねつけている．治療者はこれが患者の自己評価を強化する助けとなるのではないかと期待していたため，その話題に留まろうとし，患者と母親との葛藤については，それが重要であることがわかっていたが，取り上げないでいた．

ビデオの次のひとコマでは，患者は自己感覚の障害について言及している．治療者はそれを具体的な形で取り上げているが，問題だとは言っていない．治療者の価値観は，仕事で人助けをすることが彼に満足感を与えてくれるかもしれないと示唆したところにはっきり表れている．治療者は，お金を稼ぐことは間違いだという患者の信念の程度について探っている．このように，患者はほとんどの人々にとってのモチベーションを大げさに拒絶している．患者が母親のことを「否定的」であると非難している時，治療者はこれが投影であり，彼は母親との依存的な関係を維持したいから怒っているのだと推測している．

治療者：今の気分を一言で言うとどうなりますか？（**治療者は直面化を避け，普段するようなお互いの挨拶などもせずに，新しく質問を始めることを選んでいる**）

ジェリー：まあ同じですね……説明し難いというか，自分がどこにいるかによって変わるというか．もしポジティブな場所にいたら，ポジティブになるし，もしネガティブな場所にいれば，ネガティブになるというか．（**患者の説明は彼の自己意識の問題，自我機能の欠損を示唆している**）

治療者：職場環境はどうでしょうか．そこはあなたにとってポジティブな場所でしょうか？（**強化できるような行動や態度を見つけることを期待している**）

ジェリー：どこにいても，その目的がお金を稼ぐだけだとしたら，それはネガティブですよね．（**いつもの，相容れない否定的な返答**）

治療者：人々を助けているとしてもですか？（**論争調になる可能性もある．治療者は仕事が適応的な行動であるという考えを強化する方法をみつけることを期待している**）

ジェリー：私は誰も助けてなんかいません．

治療者：もしあなたが人々を助けるためにボランティアとして働いたとしたらどうでしょうか．つまり，あなたは全くお金を得ないということになります．もしお金が目的でないとしたら，それはネガティブな環境だと思いますか？（**患者の考えの内的一貫性を吟味している**）

ジェリー：家ではネガティブでしょうね．母親は，私が全くお金を稼いでいなかったので腹を立てていました．（**患者は職場環境に関する治療者の質問から離れ，母親の批判へと戻っている**）　英語を教えていた時，自分は誰にも料金を請求しなかったのですが，もし私が誰にも料金を請求していないことを知ったら，母親はカンカンに怒っていたでしょうね．

治療者：ええ，あなたのお母さんは住む家の家賃，そしてあなたやまだ学校に通っている弟さんを食べさせるのにお金が必要ですよね．その助けになると思いませんか？（**論争調の質問には，治療者の信じていることには適切な価値があることを伝えようという意図がある**）

ジェリー：そんなんじゃないですよ．母が仕事を得られないたったひとつの理由は，すべての物事に対していつも否定的だからです．母と話した人は皆「この人は雇わない．この人は問題になりそうだ」と考えますよ．

治療者：そのことはどうやってわかったのですか？（**現実検討のチェック**）

ジェリー：母親の声の調子や，言っていること……説明し難いのですが．彼女の周りに対する話し方でしょうか．それが彼女を否定的な人物であると印象づけるというか．やることなすことが問題というか．それが，彼女が仕事を得られない理由ということですかね．母は，仕事の件で電話すると言っていた男性に自分のほうから電話をしましたが，まるで彼女のほうが上司のように聞こえました．彼女がやっていることで問題が起こるのです．自分が母親を助けてないんじゃなくて，自力で助かろうとしない人を助けるのは難しいってことです．（**治療者は「助ける」という言葉を用い，他人の役に立つことで彼自身が向上していることに気づかせようとしていた．しかし，彼は母親に目を向け，自分が「母親を**

助ける」ことと母親が「自力で助かろうとしない」ことがつながっているようにとらえ，それぞれを別のこととしてとらえることができていない．）

治療者：あなたがご家族の助けになろうとしていることに関心がおありではないかと私が申しあげた時に，あなたは母親のどこが悪いのかという話題に話を移されました．（**直面化．無意識の動機を探求するという考えの導入**）何かをしたいというあなたの気持ちについて話そうとすると，話がなぜか曖昧で一貫しなくなるようですね．（**問題の同定**）

　治療者は就労面を強化しようと望んでいたが，患者の否定的な態度が勝っていた．彼は，母親は否定的な人物であり，そのために仕事が見つからないのだと述べた．もしかすると，彼は彼女に支えて欲しいのかもしれない．もし彼が家族にお金をもたらすなら，それは助けになるのでは，と治療者が示唆した時，治療者は**助け**という言葉を「有益」という意味で用いた．患者は**助け**という言葉を自分自身を向上させるという意味だと解釈した．

　後になって治療関係がより強固なものになり，患者が自分のしていることについて検討することができるようになれば，治療者は，ある言葉の異なった意味を混同すること（すなわち，自我機能の問題のひとつである思考過程障害）が，物事の理解とコミュニケーションを妨害することを彼に示すよう試みることができる．

ジェリー：私が本当に好きなのは，物事を分析することなんです．自分の人生や，行く場所，することを分析します（**誇大的で見下した態度**）．結果はいつも否定的で，人々がなぜそのことをやっているのかがわからないんです……私は物事を違った視点から見ています．自分の見方は当たっていると思います．私の見方というのは，自分が何かをしたからっ

て物事本来のあり方は変わらないというものです．ちょうど，人々があるがままに決断して生きている感じですね．

治療者：何かあったんですか？　話してみてください．（**誇大的な発言に対するくだけた応答**）

ジェリー：どこへ行っても，みんな金を稼ごうとしています．見てごらんなさい．彼らのしていることには何の意味もありません．仕事に行って，仕事から戻り，そして眠るだけ．また次の日も，また仕事に戻るだけです．（**初めての患者の詳細な回答．それは人々に対する彼の誇大的で見下した態度である**）　何の意味もないでしょう．何もよくならないし，彼らが進歩するってこともありません．

治療者：もしかして，あなたはテレビを見ているだけでも進歩することができると考えているのかと思ったのですが．（**患者の明らかな関与不足の状態を打開し，さらなる会話を促すための試みとして，意図的に論争調にしている**）

ジェリー［ため息をついて］：私はひとりぼっちで，ひとりじゃ何も変えられはしないってことです．もし私が何か自分にとってポジティブなことをしようとしても，何もよいことは起こりません，なぜなら私は孤立無援ですから．

治療者：本当に失望し切っていらっしゃるように聞こえます．（**共感的な明確化**）　もしあなたが本当にそうしたいと望んでいるようなポジティブな何かができるとしたら，それは何だと思いますか？（**肯定的な活動の可能性を秘めた関心事を特定することを期待している**）

ジェリー：もし大学へ行けたら，哲学の勉強がしたいですね．しかし，だからといって，それでどこに行きつくのでしょうか．雇用主のところへ行って「私を雇ってください．私は哲学者です」なんて感じにはいかないわけです．近頃は，なんだかんだと考えている人たちの居場所なんてありません．（**治療者は彼の現実認識を称賛する機会を逃した**）　病院の

患者たちのほうが……，私の話を聞こうという気持ちがありました．彼らは自分たちが何かを必要としているということに気づいていましたし，それを私から手に入れることができました．外の人たちは，何かを吸収しようなんて思っていません．何かを聞こうともしていません．なので，病院のほうがよかったんですよ．ほかの人たちと話をすることができましたし，コミュニケーションには何か目的があると感じていました．

治療者：人々を変えるのは難しいですね．(**患者の言葉をなぞる，言い換え，共感的**)

ジェリー：人々が変化を必要としているという事実は変わりませんが．

治療者：あなたは自分の反応の仕方について考えたことがありますか？　おそらくそう動揺しなくてもすむような．(**患者の態度の不適応的な側面に挑戦している**)

ジェリー：動揺するのは当然だと思うのですが．

治療者：あなたはおそらく，自分の置かれている状況について，ほかのほとんどの人よりはるかに真剣に考えてきたのかもしれませんね．そして結論として，先には何も見込みがないようにみえるので，何もしないほうがましだと考えるようになったのですね(**称賛と明確化，患者の言葉をなぞる**)．ここでは，あなたの結論が正しいかどうかは重要ではないように思われます．なぜなら一般的に，あなたが説明していた孤立のほうがうつ病につながる問題だからです．(**抽象的な議論を避け，メンタルヘルスの専門家としての知識に基づいた助言を提供している**)

　誰もが自分にとってよいことをする必要があります．自己評価を高める何かを．それは教育であったり，お金を稼ぐことであったり，あるいはその他の自分が満足できるような何かです．それ自体が重要なことである必要はありません……単にあなたのしたいことでかまわないのです．それによって学位が得られるとか，経歴になるとか，何かの技能や

知識の基礎になるようなことである必要はありません．（**助言を与え，論理的根拠を説明している**） 私が「あなたの自己評価にとってよい何か」と言う時には，優越感ということだけを意味しているのではありません．私が言っているのは，あなたを本当に満足させてくれる何かということなのです．人々の愚かさがわかるからとか，ほかの人よりも気分がいいからといって優越感に浸るということではありません．（**助言**） どう思いますか？（**フィードバックを求めている**）

ジェリー：そんなの時間の無駄だと思います．（**まだ否定的である**）

治療者：そうですか，もしかしたら次の予約の前に，そのことについて少し考えていただくとよいかもしれませんね．

　治療者は批判的になったり口論のようになったりするのを避けるために最大限の努力を払いながら，自己評価に関する自分の見解を述べた．病院の患者が皆話を聞きたがる教師のような患者の自己描写には，治療者は立ち入らなかった．治療者は自身の助言の背後にある論理的根拠を説明した．この時点における治療者の目的は誠実さと率直さに基づいた関係性を構築することである．同じ面接内で治療者は，好ましくない作用があらわれる可能性と何をやっても助けにならないという明らかな自信のなさに触れながら薬物療法について話し合った．

症例 3

支持的-表出的治療

　アンは慢性のうつを訴えて受診した 28 歳の女性である．高校卒業後，アンは数年間働いていくらかのお金を貯め，現在はコミュニティカレッジ

に在籍している．彼女は人間関係で上手くいかないという体験をしていた．アンはほかの人からの批判に敏感な様子で，自分はしばしば不公平に扱われてきたと感じていると述べたが，これまでに妄想的になったり，病的なほど疑い深くなったりすることはないと思えた．初回のアセスメントの際，彼女が話題を頻繁に変えることが認められたが，それは思考障害ではなく不安の現れのようであった．診断は特定不能のパーソナリティ障害および抑うつであった．

　アンは4か月クリニックに通院している．彼女の統合性はかなり保たれていて，自分の心的過程や対人関係，そして患者-治療者関係について考える能力を有している．このビデオでは，治療者は共感的に応答し，患者の努力を称賛し，質問の意図を説明し，アジェンダ設定に患者を参加させ，患者の努力を称賛し，質問に答えながらあちこちに飛びがちな話題を焦点化し，これまで批判と受け取ってきたことに対する代わりの考えを提供している．

治療者：前回お会いしてから今回まではいかがでしたか？（**治療関係への言及を含んだ最初の質問**）

アン：今週はそれほど落ち込みませんでした．少しお店に行きました．でも時々，そこで品物を眺めている時，見ている物が2, 3個ある時ですが，決めるのが難しかったんです（**決断できない**）．それに，時々気がつくんです．「うわー，ここで私は品物をじっと見ているけど，周りの人は私を見て『この人は何をしているんだろう？』と訝しんでいるんだろうな」って．（**自己意識過剰である**）でも，それを頭のなかから押し出す感じで，その感覚を乗り越えるんです．

治療者：それはいいですね．今週は多くのことができたというのは何よりでした．（**個人的に示された称賛**）少し教えてください．買い物をしていて，決めるのが難しかったということですが，そのことが何か問題に

なったのですか？（**適応的スキルに焦点を当てようとしている**）
アン：いいえ．今言ったように，何とかその場は切り抜けることができました．でも，なぜその話を持ち出したかというと，たぶん私は完全にはそれを克服できていないからだと思います……ですから，そのことについてあなたにお話ししているのではないかと思います．（**心理的な関連を自発的に提供している**）
治療者：何を買っていたんですか？　そのことがどのような形であなたの生活の支障になっているのかを理解したいのです．（**質問の理由を説明している．患者に対する敬意を示す行動であり，自己評価によい影響を与える**）
アン：私は手袋を買おうとしていて，ただそれを試してみて，似合うかとか，暖かいかとか，どんな手触りがするかを確かめていたんです．まあ，夕飯のために完璧な玉ねぎを探しているというような，バカなことをやっていたわけではないんですけどね．（**患者は皮肉っぽく茶化す．これは観察自我が存在する証拠である**）
治療者：あなたはそれを克服したとおっしゃいましたが，その後，もしそれが大きな問題でなければこの話題を持ち出さなかっただろうともおっしゃいました……あなたはそれが問題であると……同時に問題ではないと言いたいようにもみえます．なので，あなたはこのことについて話すべきかどうか，どのようにお考えなのかなと思ったのです．（**明確化，それからアジェンダ設定への患者の関与**）
アン：そのことについては，もう十分話したと思います．もうその話は飛ばしていいと思います．これは言っておきたいんですが，私が家に帰ると，母からの電話がありました．彼女には時々，本当にうんざりします．彼女とは話したくなかったのですが，少しだけ話しました．それで私は彼女に，今買い物をしてきたところで大丈夫とだけ伝えました．彼女に私の生活のすべてを報告したくはなかったんです．私が彼女を追い

払ったと彼女が感じたかどうかはわかりません．その後，少しだけ罪悪感を感じました．**（自分の行動の潜在的な影響に敏感である）**

治療者：お母様からの電話には，どのように対応したんですか？**（最初の焦点は行動に対してであり，感情に対してではない）**

アン：丁寧に対応しました．私が何をしたか，つまり買い物をしたことと，問題ないことを伝えました．母との話にはあまり時間をかけませんでした．それが彼女にとっても問題なければいいのですが．

治療者：あなたはお母様を拒絶したように感じていたようですね．あなたは罪悪感を覚えるほど失礼な態度だったのですか？ あるいは，あなたはお母様が望んでいたように振る舞わなかったから，罪悪感を覚えたのですか？ 言い換えれば，彼女と話したくなかったから．**（まだ行動に焦点を当てている．しかし，背後にある感情に関する質問を付加している）**

アン：自分が失礼だったとは思いません．もしかしたらそれが私の気持ちだったのかもしれませんが．私はただ，母の望んだようには振る舞いませんでした．彼女ともっと長く話したり，より多く時間を使うことはしませんでした．

治療者：あなたは自分の意思を主張したように聞こえます．**（行動を強調している）**

アン：ええ……ええ，たぶんそうだったんでしょうね．

治療者：そうすることが非常に難しい場合もありますね．**（ノーマライジング，共感的）**

アン：ええ．前に担当していただいた先生からは，時には言いたいことを言うのもいいし，私たちをイライラさせるような考えを持っていてもかまわない……その考えに基づいて行動してしまわない限りは問題ありません，とよく言われました．先生はどう思いますか？

治療者：たいていの場合，そのとおりだと思います．**（質問に対する直接的な回答）**

アン：ええ，そうですね．私は［母と話している時］「ただ私をひとりにしておいてくれたらいいのに．もしあなたがいなければ，もしかしたらこんなことは全部，つまり私の人生で起きたすべてのトラブルは起こらなかったかもしれないのに」と考えていました．結局のところ，**私の人生なんです．私が子どもの時，彼女は本当に私をめちゃくちゃにしてしまったんです．**

治療者：あなたはその状況で失礼な態度はとらなかったとおっしゃいましたよね．**（容認できる社会的行動の強化）** 自分をうまくコントロールできたことについてはどう思われますか？**（子ども時代について再考することなく，行動と自己認識の話題に留まっている）**

アン：よかったと思います．彼女と話したくなかったということに，彼女は気づかなかったと思います．

治療者：あなたは自分に満足されていたように聞こえます．**（よい適応的な行動の強化）**

アン：ええ，そうですね．以前の私は彼女に起こるかもしれないことをあれこれと考えていました．それに，よくこのように考えていましたし，とても，とても怖かったんです．私はよく母が車にひかれるところや，そのような恐ろしいことが彼女に起こっているところを想像しては，本気で「ああ，こんなことが起ころうとしている」と考えたものです．以前担当していただいた先生は「本当に大丈夫，それらはただの考えに過ぎず，考えがそのようなことをひき起こすことはないでしょう．もう少しその考えに対して寛容になったほうがいい」と話してくださいました．実際，母はそんなに悪いことにはなりませんでした．もしかしたら子どものころの私は，神経質だっただけかもしれません．今は同じような空想は抱いていません．しかし彼女が電話してくると，私はイライラしてしまうんです．今言ったように，私は買い物に行って手袋を探していました．それから食べ物を買ったのですが，落ち込むこともありませ

んでした．それはよいことです．それが薬のおかげなのかどうかはわかりません．ただ，それがすべて薬次第だとは信じたくありません．私の内面の何かやこの治療のおかげであってほしいと思っています．わからないのですが，私はきちんと行動し，自分の人生でしたいと思っていることを決めようと努力しています．

治療者：わかりました．ご自身でもお気づきとは思いますが，非常に多くのことについてお話しいただきました．（**治療者は患者が自我機能の問題，例えばまとまらない考えを持っているかもしれないと懸念している**）私は，一度にひとつのことを見ていくようにすることが重要だと思います．たくさんのことを考え，たくさんのことを話している時には，そのためにより混乱し，不安を感じてしまう可能性があります．ですから私は，一度にひとつの事柄を取り上げるようにするのが非常に重要だと思っています．（**治療者の懸念について説明し，助言を与えている**）あなたがおっしゃったことはどれも非常に重要である可能性があります．あなたは薬のことについて少し，お母さんとの関係について，そして子ども時代の恐怖についてお話ししてくれました．非常に多くの話題があり，いずれも重要ですが，もしかしたらそれぞれ別々に，ひとつずつお話しするほうがいいかもしれません．

アン：わかりました……だとすると……わかっているのは，私が学校を卒業する時には，もはやこの辺りに住みたくないと思っていたということです．（**治療者の指導に応えていない**）

治療者：先ほどお話しした，あなたがたくさんのアイデアを混乱させてしまうことについて，何か思うところはありますか？（**焦点の維持**）

アン：ああ，それについてですか．もしかしたらあなたの言うことは正しいかもしれませんね．時々，そうしていることに気づきます．

治療者：先ほど私がお話しした，思考があちこち飛ぶことで，あなたはより緊張するということついてはいかがですか？ それはあっていると思

いますか．(**要点を繰り返し述べ，フィードバックを求めている**)

アン：ええ，それはあると思います．それで，たぶん私はボストンに行くことになるかもしれません．あまり大きすぎるわけでもないし，とても活動的な町だし……色々と有名校もあるし，または，南部に行くという手もあるかも．

治療者：ご自分がどのように決断するかということについてはどう思いますか？(**決断しようとしている事柄についてではなく，意思決定の過程に焦点を当てている**)

アン：わかりません……コインを投げて決めるとか．もちろん，その時自分に彼氏がいるかいないかにもよると思いますけど．たぶん．

治療者：あなたは決断するのが難しいということで悩んでいますが，あなたの話しぶりからすると，実際のところあなたはちゃんと決断することができているように思われます．そう思いませんか？(**患者に反論するのは通常支持的ではないが，患者は同意する**)

アン：ええ，たぶんそうかも．学校を出た後どこへ進もうかということについて，現時点で決断をする必要は全くありません．まだ時間があります．

治療者：時々，あなたが将来への不安について話される時に，実際にはそれが現在の問題ではないことがあります．それは，いわば自分の弱点を繰り返し唱えているようなもので，もしかするとそれが決まったパターンなのかもしれません．そして，今すぐ決断する必要がないことにも気づいているのかもしれませんね．(**問題が何か示している，考えようによっては防衛的なパターンに挑戦していることになるかもしれない**)

アン：わかりません．もしかしたらそうかもしれません．

治療者：慣れているパターンを繰り返すと時に気持ちよくなれます．(**心的過程に関する教育**) 重要なのは，そうすると新しい発見をしても気づかないということです．(**情報提供**)

アン：わかります．

治療者：時々あなたが今すぐ解決しなくてはならないと感じて持ち出す問題は，実はあなたが治療を受けることになった中心的な問題ではないことがあります．時に心はそうした事柄に目を向けさせて，もっと重要な事柄について話さなくてもすむようにさせるのです．あまり重要でない事柄について考えるほうが簡単なのだと思います．私はあなたがわざとそのようにしていると言っているのではなく，あなたの心が変にそのようにしてしまうのです．このことについてどう思いますか？（**治療者は，威圧的に聞こえてしまうのを避けようと冗長になりながらも，防衛のスタイルについて教育を続けている．それからフィードバックを求めている**）

アン：それはわかります．たぶんそうだと思います．私は「バッタの心（訳補；バッタのように思考があちこちに飛び跳ねることの比喩）」を持っていると言われてきましたし．（**患者は同意している**）

治療者：社会によっては，それを魅力的だと言う人々もいます．そして，多くの場合，少しうっとうしいと受け取る人がいるかもしれません．

　治療者は，考えがまとまらない傾向に患者が気づくだけで，そうした傾向を変えることができると示唆した．彼女はまた，患者のこの行動に関心を持つ理由について話した．将来のセッションで治療者は，必要があればこの行動をひき起こす一因となっている可能性のある無意識の不安の源を探るかもしれない．それに気づいた時，治療者はすぐに患者にそのことを指摘し，その話題が終わってしまう前に取り上げられるように会話を組み立てることができるだろう．「思い浮かんだことを何でも言ってください」というのは支持的精神療法のやり方ではない．治療者は患者の自己評価を高める意図を持って適応的な行動を褒め，自分の問題に対する患者の説明についても称賛した．治療者は患者が話した詳しい決断の内容に深入りせ

ず，代わりに意思決定の過程について話し合うことを選んだ．

　次の場面では，治療者はためらいがちに次のような直面化を続けている．それは，患者の症状に防衛としての機能があることと，彼女が単純な質問として述べた事柄の背後に挑発的な意図があったかもしれないということである．いずれの場合も，治療者は患者の不安を増加させたり，威圧的にみえてしまったりするのを一時的に避けている．なぜならこうした行動はおそらく患者の自己評価を傷つける可能性があるからである．

治療者：学校のほうはどうですか？　まだ勉強はできていますか？（**治療者は新しい話題を持ち出し，現在の機能に話を戻す**）

アン：ええ，悪くないです．時々うんざりしますが，間違いなく以前よりはいいです．しかし，経済学の授業でひとりの講師がいるのですが，間違いなく彼は私を目の敵にしています．彼は授業で私に質問しますし，いつも私を見ているんです．一度彼に質問をしたことがあるのですが，まるで私をバカにしたような様子で答えたんです．きっと私への嫌がらせだと思います．

治療者：それは本当に不愉快なことのようですね．あなたは嫌がらせをされていると思ったんですね．（**共感的**）　それは深刻な悩みの種だと思いますね……そのことを話題にすることはできますか？（**治療者は焦点を維持することを望んでいる．同様に，アジェンダ設定に患者が関与することも望んでいる**）

アン：ええ，大丈夫です．それ以来，私はただ口をつぐんでいます，でもたぶん期末試験には通ると思います．ほかにも困っている問題があります，たぶんそれは薬のせいじゃないかと思っていました．私は，今まで以上に期待されるようになって，その期待に応えられないと腹を立てるようになるんじゃないかと心配で，自分を抑えているのではないかと思うんです．それでぐずぐずしてしまって，また落ち込むことになるのか

もしれません．私はそんなこと望んでいないのに．

治療者：かなり込みいった考えですね．それにあなたは非常に洞察力がありますね．あなたは自分の心配についてとてもはっきりと説明してくださいました．**（称賛）** しかし，あなたは落ち込んでいる時には内省しすぎるようになってしまうので気をつけたほうがよいでしょう **（教育．挑戦的なアプローチになるのを避けようとしてあやふやになっている）**．それはニキビができたのをいじり続けているようなものです．そうすることで今起こっていることから気をそらすことはできますが，落ち込みますし，とてもイヤな気分になる可能性があります．そのことについてどのように考えますか？

アン：私が神経質すぎるとおっしゃっているように聞こえます．それに，元気を出して悩みをふっきるべきだと言われているようにも聞こえます．**（教育をしようという治療者の試みはうまくいかなかった）**

治療者：いいえ……私はそのようには考えていません．それは表面的なことです．私はそのような表面的なことを言いたかったのではありません．**（治療者はこの誤解の関係的な側面については触れずに，不和になった関係を修復しようとしている．治療の継続が脅かされることはないため，転移の問題については話し合われない）**

アン：そうですか．では，どういう意味なんですか？　私は……まあまあの状態で今の生活を続けるべきだということですか？　おっしゃっていることがわかりません．

治療者：それは，私には何かスローガンのように聞こえます．私は，あなたにスローガンのようなものを贈ろうとしているわけではありません．本当にあなたに理解していただきたいポイントというのは，あなたがとても落ち込んでいて，自分の考えによく気づいているということです．つまり，それはあなたが内省的であるということで，そのように気づけるとういうのはよいことなんです．しかし時に気づき過ぎるということ

もあります．(**忠告**)　否定的な結果に気づくこともあれば，こうした否定的な結果にとらわれてしまうこともあります．マインドフルネスというものがあります．(**教育**)　自分の内的世界や自身の思考に目を向けているという点で，あなたはマインドフルな状態にあるように思います．しかしマインドフルネスでは，自分の考えをあるがままの状態にしておくことが重要です．それはあなたと一緒にあって，いずれ手放すものです．また，否定的な結果や，これから起こる可能性のある事態について心配し過ぎないということでもあります．感情は脇に置いておいて，一歩離れて，自分の問題をすべて解決しなければいけないとか，考えどおりに行動しなければいけないとか，すごく心配しなければいけないなどといった自分の考えに，気づくということです．(**専門家としての助言**)

アン：ああ，言ってみれば，それはただやってきて，そして去っていくものだからですね……そうした考えにそんなにまとわりつかれる必要はない，といった感じでしょうか．ええ，わかりました．ご説明ありがとうございます．さっきは失礼な態度を取るつもりは全然なかったんですよ．

治療者：大丈夫ですよ．おわかりだと思いますが，私は先ほどの様子が失礼にあたるとは全く考えていません．(**直接的な応答**)　それで，もしあなたさえよければ，今すぐギヤを入れ替えて，経済学の授業で起きたことについて少し話してみたいのですが．(**「ギヤを入れ替える」と示すことで，治療者は質問が権威主義的な形式になるのを避けている**)　あなたが授業で質問をしたのはわかりましたが……それはどんな質問だったのでしょうか．(**具体的な話に留まるようにしている**)

アン：ええ，私が質問したのは「心理学のコースのように，経済学をもっと実用的に教えられないのか」という質問です．そうしたら私は自分の専攻に役に立つ単位を手に入れられるでしょう．どう思われますか．

治療者：経済学で重要な立場にいる人のなかには社会的，心理学的側面を強調している人もいるというのを新聞で読みました．(**情報源が専門家**

としての知識外であることを示唆している)　しかし，私たちが取り組む重要な問題は，授業でその質問をした時のあなたの意図は何だったのかということだと私は思います．その質問は少し人を怒らせるようなものだったのではないかと思うのですが，いかがでしょうか？(**治療の焦点を明確**にしている，**直面化**)

アン：ええと，私は自分が人を怒らせようとしていたとは思いません．それはよい考えだと思ったんです．もし経済学が心理学の範疇に入っていたなら，私はそれがそれほど嫌いにならなかったでしょう．

治療者：人は時に，自分のやっていることが間違っていると言われるのは嫌なものです．(**行動の普遍的特徴に関する教育**)　たとえあなたがそれを質問だと思っていたとしても，あなたが自分の意見を主張しなかったということにはなりません．(**適応的な行動に関する言外の質問**)

アン：ええ，ですが大学ですよ．大学では何も言ってはいけないとか，自分の意見を述べてはいけないとか，新しい考えを試してみてはいけないというわけではありませんよね？

治療者：ええ，そのとおりです．それが大学です．しかし，この件については現実的に考える必要もあります．そこはコミュニティ・カレッジです．そこにいる人たちはちょうどあなたのように，ただ勉強がしたいという，勉強熱心な人々です．大学院の教育を受けているわけではありません．あなたが話に出したような深い議論を提起するのに最適な場所なのかどうか，私にはちょっとわかりません．(**優先事項について教育している，現在の学習計画を強化している**)

アン：ええ．というか，そうかもしれません．それは話題から離れてしまっていたんだと思います．

治療者：受け入れられそうですか？(**フィードバックを求めている**)

アン：ええ……わかりました．

治療者：よかった……それで，この話にもう少しの間とどまりたいのです

が．(**問題を個人的なものにする**) 先生の，あなたの質問に対する反応はいかがでしたか？([尋問調ではなく]対話形式を維持するため，**追加の言葉を用いている**)

アン：彼は「それは全く新しいアイディアですね．彼らはそうしたことはしそうにないと思います」というようなことを言いました．

治療者：正直，あなたはどうもその答えが好きではないように聞こえますが．その答えの何がそんなに嫌だったのか知りたいのですが．

アン：「**全く新しい**」という言葉が嫌でした．どうでしょう，「全く新しい」という言葉は私にとってはとても皮肉っぽく，嫌味のような印象を受けます．わかりませんが．

治療者：なるほど，それは理解できます．しかし，現実的になって，その先生がどういう立場にあるのか理解することも重要だと思います．彼にとっての優先事項は授業をやり遂げることと，教材を確実に教えられるようにすることであり，必ずしもより深く，より哲学的な議論をすることというわけではありません……これは大丈夫ですか？(**世間のルールに関する教育**)

アン：はい，それならわかります．

　患者の統合水準は精神病理学スペクトラム(訳補；**図 3-1**　機能障害−精神療法のスペクトラム，42 頁)の少し右寄りに位置しているため，治療者は支持的な全体的な姿勢を保ちながら，表出的−支持的治療の典型的な介入を用いることができた．治療者は話の内容だけでなく，心的過程や無意識下の動機を取り上げた．その焦点は患者の言語的なコーピングあるいは適応的行動に向けられていた．治療者は，唐突に聞こえたり挑発的に聞こえるのを避けるために時折言葉を付け足した．

　数週間後，治療者は患者の自動的な自己批判を取り上げ，対人関係療法の主要な焦点のひとつでもある「役割の変化」が，患者がつらくなってい

る原因のひとつである可能性を指摘した．治療者は適応的な行動を支持し共感的かつ楽観的に適応的な態度を保ち，予定されているデートについて話してアドバイスできる可能性を伝えた．治療者は防衛的な姿勢を探求するよりもそれを支持するようにしている．

アン：すべて順調です．でも，ちょっとおかしなことがあるんです……先日，英文学の授業の講師が私を脇へ連れ出して，「わかっていると思いますが，あなたは今の成績よりもっとできるはずです．いつもちょっとした失敗をするでしょ，どうしたの，しっかりしなきゃ」って言うんです．彼女が力になろうとしていたことはわかります．でも，私は悲しくなってすっかり落ち込んでしまい，再びうつ状態になって，ただ自分を責めながら家に帰りました．（**自動思考**）　なぜかというと，私はいつも自分でダメにしてしまっていることがわかっているからです．（**過大視**）皆はいつも私に「ばっちりだよ．どこかの仕事に留まって働き続けるより，大学に行くことを決断したのは良かったと思うよ」と言います．でも，わからなくなってきました．自分の限界を超えてる感じというか，そのうちできなくなってしまうのではないかというか，特にうつ病へ逆戻りしてしまったらせっかくの物を台無しにする方法を探し始めるんじゃないかと思ってしまって．（**ネガティブ思考**）　でも時々思うんです．もし私の母親が私に対してそこまで批判的でなかったなら，もしかしたら私はこれらすべてのことに不安を感じずにすんだのではないかと．

治療者：そういうことを経験しなければならなかったのはつらいことだったと思います．でも，もしかしたらそこまで破滅的な状況でもなかったかもしれませんね．（**共感的かつ楽観的な反応**）　数週間前に話し合ったことですが，あなたは先生の発言をある方向から見て発言のなかの否定的な意味合いを素早く見つけ出し，自己嫌悪に陥り，自分に対してひどく批判的になりました．（**以前の話題の振り返り**）　今話していただいた

状況でも，もしかすると似たことが起こっているかもしれませんね．あなたはお母さんが言ったことの意味をある意味で大きくとらえすぎて，とても，とても個人的に受け取り，そこから自己批判を始めています．あなたは次々と心配になって，自分についてもそのように考えるようになったのではないでしょうか？ **(多数の問題があるのではなく，ひとつのテーマなのだということをはっきりさせている)**

アン：いいえ．私はただ，母親が「あなたは間違っていて，あなたには理解できないし，あなたの手には負えない」と言っているのだと思いました．**(患者が関連性を理解していないため，治療者は次の話題に進むことを決めている)**

治療者：そうですか，これまで話し合ってきた話題からは少しずれているように思われるかもしれませんが，ひとつ質問があります．あなたの現在の生活と，ここ数年の暮らしとの間で最も大きな違いは何だと思いますか？ **(徐々に新しい話題，すなわち役割の変化に関する話題を導入している)**

アン：働いていたころは，いつも何かをしていました．何をする時でも，私は何をすればよいかすぐにわかりました．つまり，それが正しいか間違っているかがわかったのです．給料をもらっていましたし，自分が何に対して給料をもらっているのかもわかっていました．今私は学校にいるのですが，何がなんだかわかりません．テストを受け，それを提出して……1週間後には成績が出ます．すべてがとても不明瞭で，本当に居心地が悪いのです．あまり無理をするなとか，計画のとおりにやればよいと言われてきました．私は言われたとおりにやってきましたが，そのせいかもっと何かが欲しいと思っても，今ではそれを取り戻そうと頼みにいくことすらできなくなったと感じます．私は自分が文句を言っているようにみられたくはありません．学校に行くことはよい考えだというのはわかっています．以前はそれができず，途中で止めなければなりま

せんでした．私がこの数年やりたかったのはそれです．学校に復帰するのが私の目標のひとつで，私は復帰しました．しかし時々，無事やり遂げることができないんじゃないかと考えてしまうんです……わかりませんが．これまでの日々が過ぎ去ってしまって，でも私は本当なら中退した時から自分の力で収入を得ることもできたのではないかと思うんです．

治療者：とてもよく考えを言葉にしていただけたと思います．(**明確に話していることに対する称賛**) 多くの人々にとって新しいスケジュールに慣れるのはとても難しいことだと思います．(**ノーマライジング，教育**) 転機は多くの人々にとって大変なことです．あなたは働いていて，それから学校へ戻られた．それは大きな転機です．(**患者の困難に対する部分的な説明を提示している**) 今までたくさんの変化が起き，たくさんの変化について検討してきました．しかし，本当に適応するためには時に数か月かかることがあるということを頭においておくことが重要です．(**教育**) はじめのうちは適応するのにいくらか困難があったからといって，いつもそのようになるということを意味しているわけではありません．それもまた起こりうることです．(**保証**)

アン：わかりました……それで私は何をすればいいのでしょうか？

治療者：あなたにできることは，落ち込んだ時に，自分は人生を変えようとしているんだということを自分自身に思い出させることです．それは，多くの人にとってとても大変なことだからです．(**助言**) だからといってあなたにとって大学が厳し過ぎる場所だとか，耐えられない場所だとか……あるいはもしかすると間違った選択をしたとかいうことを意味しているわけではありません．そもそも，それは困難なことであり，それが厳しいのは普通のことなのです．(**激励**) つまらない間違いをしないためにあなたができることは何かありませんか．いまあなたが気づかれた問題ですか？(**進歩を強化している．能力のある人に対して解決策を提案するという罠に陥らないようにしている**)

アン：ただもっと頑張ることかなと思います．

治療者：誰か助けを求められるような人は思いつきますか？（**患者が解決策を見つけるための助言を意図した質問**）

アン：以前指導室で，より効果的に勉強するための資料か何かを見かけたことがあります．変な話ですが，初めてそれを見た時，「なんてくだらないんだろう」と思いました．しかし，もしかするとちょっとそこに戻って，もう一度それらを眺めてみるのも手かもしれません．おそらくそれが役に立つと思います．

治療者：すると，それらの資料を詳しく調べてみるととても役に立つかもしれないということですね．それは実際のところ時間の無駄遣いにならないのでは？（**慎重に，計画を強化している**）

アン：ええ……そういえば，以前お話しした男性のことを覚えていますか？　ええと，彼が電話してきたんです．

治療者：昼食に会ったという方だったでしょうか．（**その話を覚えているということを示している**）

アン：ええ，そうです．彼の名前はマイケルといいます．それで，私たちはこの金曜日に会うことになっているんです．

治療者：なるほど．そのことについてあなたはどう思いますか？（**開かれた質問による話の促進**）

アン：私は誰か素敵な人と出会いたいのですが，彼がそうだったらいいなと思っています．私は彼に，自分はうつ状態で，薬を飲んでいるということを伝えなければならないだろうと思います．だけどおそらく，今すぐ彼に話さなくてもいいかもしれません．そうですよね？

治療者：よいポイントですね．誠実さは大切ですが，あなたがうつだったということであなたの人となりが決まるわけではありません．初日に伝えなければならないことと感じなくてもいいと思いますよ．（**具体的な助言**）

アン：ええ．でも，そのことで彼の気持ちが冷めて，私のことを嫌いになるかもしれません．私はそのことを，はじめの段階で知りたいです．関係が深くなり過ぎてからよりも．後になってからだと余計に落ち込むでしょう．

治療者：たしかに．でも，あなたがおっしゃったように，会ってすぐに言う必要はないでしょうね．**(適応的なやり方を支持している)** 今度のデートで何をするか計画していますか？**(開かれた質問)**

アン：一緒に寝るつもりかということですか？ まだわかりません．

治療者：ええと，私が言いたかったのはもっと一般的なことです．今度会うことについて，もしかしたら私たちが話し合っておいたほうがよいことがないかどうかということを言っていたのですが．**(事前指導が役に立つ可能性を探っている)**

アン：ありません．

治療者：わかりました……この面接の間ずっと，私たちは本当に多くのことを話してきました．うつ病について，学校生活について，あなたのお母さんについて，そしてあなたの過去のことについて．しかし，あなたの人生に関わる男性のことや，これまでの男性関係のことについては全く話がありませんでした．あなたがはじめに話してくれたことのひとつは，あなたのうつ病が始まったのは誰かとの関係が終わりを迎えた時だったということ，そしてそれがひどい別れだったということだったと理解しています．**(患者のぞんざいな態度が否認を反映しているかもしれないと懸念した)**

アン：ええ，そうでした……いえ，いえ違います……それとはもはや何の関係もありません．学校の男性のほとんどは救いようのないバカばかりです．ということは，まだ次の関係に進む準備はできてないってことです．今回のこれはただのデートで，どうなるかは様子見です．

治療者：ええと，それはとても合理的な考えだと思います．様子見という

のは上手い表現ですね．**（答えとしての称賛）**

アン：そのことについて話してこなかったということはわかっています．昔の恋人についてはまだ気にしています．彼には新しい恋人ができたのですが，彼女は自動車事故に遭ってしまいました．彼のことですから，おそらく車の修理と彼女の世話にどっぷりはまっていると思います．彼にはお金がありませんから，そのための余裕がないことも知っています．彼は四六時中，すっかりそれに巻き込まれています．

治療者：ええと，それについてもう少し把握させてください．彼はあなたを振った，のですよね？　それで，今はあなたが**彼の事を**心配している．これについて説明していただけますか？**（反動形成という防衛の可能性について探求することを検討している）**

アン：ええ，そのとおりです．心配することが意味のないことだとわかっています．彼に振られた時，本当に腹が立ちました．しかし，あまり長い間人に対して腹を立て過ぎないようにしています．最近彼は私を怒らせるようなことは何もしていませんし．わかりませんが……私はただ，人に腹を立てないようにしているんです．

治療者：あなたはとても心が広い方だと思います．**（賛辞）**　彼について心配しているために，あなた自身がしたいことをできなくなっていたりしませんか？　誰かに振られた時，たいていの人は非常に怒りを覚え，また非常に傷つくものです．相手の不幸を喜ぶことだってあり得ることです．彼に対する心配が，その関係の終わりに対する，いまだに続いている怒りを隠しているということはあり得ると思いますか？　おかしな話ですが……人の心は時にそのように働くものです．絶対にそうだというわけではありませんし，そうでは**ない**かもしれませんし，考えてみるべきことではあります．**（挑戦的に思われたり，不安をひき起こすのを避けようと，過度に言葉数を多く用いていることが話を長引かせている）**

この場面で治療者は，患者の洞察力に富んだ自己描写を褒めることができた．治療者は，対人関係療法における主要な関心領域のひとつにもなっている，よくある苦悩の源について教えた．治療者は詳しく説明しなかったが，その話題に戻ろうと考えている．治療者は，患者がどうすればもっと頑張れるかについて具体的な助言を与えるのではなく，むしろ患者が自分自身で解決策を見つけ出すことができるように支持した．もし患者が間近に迫った新しい男性とのデートについて話したいと言ったなら，治療者は患者がどのように話を進めるかを検討するため，いくつかの典型的なシナリオを提示し，患者の恐怖や起こる可能性のある自動的な批判的思考について探求しようと試みただろう．患者はデートについて話すことを望まず，治療者は彼女の選択を受け入れた．治療者は，彼女が前のボーイフレンドが大丈夫かどうか心配しているのが，その背後にある彼女の怒りを隠す反動形成かもしれないと感じた．治療者がさらにこの方向に進もうと試みていたなら，その治療は表出的-支持的療法に分類されていただろう．治療者が無意識の気持ちを追求しようとしなかったため，この治療は支持的-表出的療法にとどまっていた．

5.

支持的精神療法の全体的な骨組み
General Framework of Supportive Psychotherapy

適応と禁忌 | Indications and Contraindications

　支持的精神療法は長年，表出的精神療法に適していないと治療者が考えた人，つまり治療が困難な人，あるいは表出的技法では失敗すると予測される人への治療とされてきた(Rosenthal et al. 1999; Winston et al. 1986)．このような視点から，支持的精神療法は以下のような特徴を持つ人に適応であるといわれていた．それは，1)原始的防衛（例えば投影と否認）が優勢，2)対象関係の障害を示す，双方向性の交流を持つ能力の欠如，3)内省力の欠如，4)他者を自己と切り離して認識する能力の欠如，5)特に攻撃性などの感情の調整の不適切さ，6)身体表現性の問題，7)分離もしくは個体化の課題に関連した抗し難い不安(Buckley 1986; Werman 1984)である．

　しかし，メニンガーの精神療法研究から支持的精神療法によって治療された人への効果が（精神分析的な治療を受けた人と比べても）予想よりも大きく，永続する性格特性の変容が起こる可能性があることが示された(Wallerstein 1989)．しかも，データは，伝統的には表出的な治療が適応とされてきた高機能の患者が支持的精神療法にも同じようによく反応するということを示していた．支持的精神療法での相互作用によって，治療目標である訴えと精神症状が消失し(Hellerstein et al. 1998)，より分化した適応的な自己が育っていた．こうした変化は，治療終結後に患者が評価した対人関係の問題の程度の低下が長

く続くことを通して測定できる(Rosenthal et al. 1999).

　こうした所見は，支持的精神療法が，伝統的な表出的精神療法が適応でない患者に使えるということだけでなく，広範囲に及ぶ問題と高機能の患者に使って効果が期待できる可能性を示唆している．実際，精神療法で最も広範囲に利用されているのは表出的要素を一部取り入れた支持的精神療法である．Luborsky ら(1984)は，効果が裏づけされている様々な支持的-表出的精神療法を開発してきた．支持的精神療法は，精神療法の介入が考慮される時に一番最初に選択される最良のアプローチであろう(Hellerstein et al. 1994)．別の特定の治療が効果的であると考えられる場合のみ，支持的精神療法から離れるべきである．精神療法を選択する樹状図の最初で支持的精神療法を使用するだけでなく，支持的精神療法が文脈上最も当てはまり特別な効果が得られるようないくつかの適用がある〔第 8 章「特殊な集団への適用」(191 頁)を参照〕．

適応

　古い文献では，支持的精神療法の適応について，基本的に，支持的-表出的スペクトラムのなかで最も表出的とされる治療が禁忌とされているものとされてきた．支持的精神療法の適応は，厳密に区別できるわけではないが，概念的には大きく次の 2 群に分かれる．1)危機状態：これは身体的または精神的な強度のストレスのなかで患者の防衛が圧倒されて生じる急性疾患を含む．2)適応スキルや心理的機能の障害を伴う慢性疾患．

危機

　支持的精神療法が危機介入の適応となるのは，比較的よく機能し適応のよい人たちが急性の，圧倒的な，もしくは非日常的なストレスのなかで症状を呈するようになった場合である．これらの人たちは，すぐれた現実検討能力，感情と衝動に耐え抱える能力，すぐれた対象関係，治療同盟を結ぶ能力，および一定の内省力を有していることからほかの状況では，表出的精神療法が勧められる場合もある．

　このようなグループの人たちの場合，支持的精神療法は通常，危機介入モデ

ルもしくはエピソード介入モデルとして用いられる．例えば，高機能の患者が乳房切除術の後のボディイメージの変化に対して顕著な抑うつ反応を呈したことがあった．この反応は，自己評価の低下，仕事へのネガティブな態度，および社会的交流の問題を伴っていた．その患者は，治療者からの共感的な心理的サポートに助けられ，乳房の喪失に対する悲嘆の作業を始めることができた．彼女は，喪失に対する心理的取り組みを通して，自分の期待と計画を修正しはじめ，少しずつ普通の日常的生活に戻っていった．

　危機に分類されるいくつかの診断と状況的な適応を次に示す．

急性期の危機——急性期の危機とは　診断というよりは，(しばしば予期しない)出来事のために，通常のコーピングスキルと防衛構造が機能しなくなり，その結果として激しい不安とほかの症状を呈している患者の全体的な病状を指す(Dewald 1994)．危機とは，現実のもしくは差し迫った喪失，あるいは，予期される喪失，すなわち，生命を脅かすような身体疾患，犯罪による自由の喪失，個人または公的な安全の喪失(例えば2001年の9月11日のテロリストの攻撃後)，愛する者の喪失〔第7章「危機介入」(167頁)を参照〕といった状況に直面した時に個人が経験する状態である．臨床的に支持が適応になる危機が存在する場合には，表出的精神療法の途中であっても，支持的精神療法が用いられることさえある．

比較的経済的に安定している人の適応障害——危機状況下にいる人は適応障害の診断基準を満たすこともある．適応障害はストレス因子の終結後6か月以上続かない期間限定的なものとされていて(American Psychiatric Association 2000)．支持的精神療法は，患者と治療者がそのエピソードが終結するのを待ちながら，患者が不快な気持ちを調整しコーピングストラテジーを獲得したり発展させたりできるように手助けすることができる．治療の焦点は，1)症状が期間限定的であると患者に保証する，2)患者が適応困難になっている状況を明らかにして情報を提供することでストレスを軽減する，および3)環境調整も含め，新たなコーピング法と問題解決法を支持する(Misch 2000)．最善の場合，支持的精神療法は，症状をより早く改善し，疾患エピソードを解決に向か

わせる．しかも，その状態が慢性的になるのを防ぐ可能性がある．

身体疾患——多くの身体疾患では，支持的精神療法が唯一推奨される治療である．個人生来の防衛スタイルと認知スタイル，そして対人関係のスタイル（例えば中核的な性格とパーソナリティ）を理解することによって，治療者は，患者がよりよいコーピングストラテジーを伸ばしていけるよう手助けすることができる（Bronheim et al. 1998）．

支持的または支持的-表出的精神療法は以下のような分野で推奨されたり，有用であることが示されたりしている．HIV関連の神経障害を持つ患者の疼痛，および通常の仕事，睡眠，および生活上の楽しみの障害を緩和する（Evans et al. 2003）；初発（Hunter et al. 1996）もしくは転移性（Classen et al. 2001）の乳がん患者のストレスフルな出来事の頻度と衝撃を弱める；抑うつのあるHIV陽性患者（Markowitz et al. 1995），膵臓がんの患者（Alter 1996），抑うつ（Massie and Holland 1990）もしくは慢性疼痛（Thomas and Weiss 2000）を持つがん患者，身体化障害を持つ入院患者（Quality Assurance Project 1985）を治療する．

物質使用障害——物質依存の患者の精神療法の初期には，治療者は治療同盟を築くことに焦点を当てる．それにより，治療を維持することができるし，回復に向けて努力する認知的作業と動機づけ作業を患者が始めるための場をつくることができる（O'Malley et al. 1992）．KaufmanとReoux（1988）は，物質依存の患者に対して，表出的治療は再発の引き金となる不安を起こさせることがあるため，（もし表出的精神療法が適切な時には）物質使用をしないことを維持できる具体的な方法を実践するまで開始すべきではない，と示唆している．〔物質使用障害の詳しい説明は第8章「特殊な集団への適用」（191頁）で詳述する〕

深刻な死別反応——自我が脆弱な患者の急性の死別反応は，コーピングスキルと防衛機制を圧倒するだろう．これらの患者はたいてい，自責の念といった症状，人間関係からの引きこもり，不眠と食欲不振などの不安・抑うつ症状，そ

して仕事や対人関係機能の維持困難を経験する（Horowitz et al. 1984）．支持的精神療法によって，患者は，苦悩と敵意について語り発散し，保証と適切な賞賛を通して自己評価が直接支えられ，日々の生活への方向性を獲得し，故人の人生と死に対して患者が果たした役割を現実検討することができる，共感的に抱えられる環境がもたらされる．この過程は，健康な防衛機制を用いる助けになり，現在できていない日常生活に関して具体的な援助をし，人間関係からの引きこもり傾向に対する適切な手段を提供する（Novalis et al. 1993）．

アレキシサイミア──典型的なアレキシサイミアの特性を持つ患者に対して，表出的精神療法は，不可能ではないにしろ非常に困難な特徴を持っている．このような患者は，感情を極度に抑制し，内省力に乏しいようにみえ，自分自身の気持ちの状態を言葉にして表現することができず，空想の世界を持つのが難しかったり持てなかったりする（Sifneos 1973, 1975）．これらの患者は，急性身体疾患などのストレス因子のために症状が現れると，身体症状にとらわれて，徐々に機能障害を呈するようになるが，ストレス因子が感情体験にどのような影響を与えたか話し合うことができないままである．支持的精神療法は，身体体験とメタファーに直接働きかけることによって，患者が，情動を認識し，受け容れ，同定し，そして名づけることができるように援助してアレキシサイミアを方向づけし，それによって達成感と自己評価を高めることができる（Misch 2000）．

慢性疾患

　慢性精神疾患患者は，危機状態にある個人よりも伝統的に支持的精神療法によって治療されてきていて，長期に及ぶ傾向にある（Drake and Sederer 1986；Kates and Rockland 1994；Werman 1984）．このカテゴリーの患者は，典型的には，適応的なスキルと自我機能の欠損に関連した自己評価の低下が認められる．これに該当するのは，慢性もしくは間欠性の経過をたどるDSM Ⅰ軸障害を持つ患者だけでなく，中等度から重度のパーソナリティ障害を持ち，独特の対人関係様式，適応スキル，および自我障害が慢性で広範囲にわたり不適応的

な患者である(Sampson and Weiss 1986). 精神科外来で精神療法を適応される患者の多くは，精神力動的な理解に基づく支持的精神療法を受けている.

重度の精神疾患と関連していない慢性状態のなかには，適応的な精神機能が損なわれていて，それらに支持的精神療法が役立つ場合がある．そのなかには，重症の精神疾患の後半のステージで回復が見込めない場合も含まれる．支持的精神療法は，実施可能な範囲で，慢性疾患の患者の苦悩を緩和し，自己評価と適応的なスキル，そして自我機能の維持を支えることが示されてきている(例えばがん；Thomas and Weiss 2000).

禁忌

支持的精神療法はすべての精神療法に共通する要素に基づいているため，禁忌とされる状況は比較的少ない(Frank 1975；Pinsker et al. 1996). Hellerstein ら(1994)は，支持的精神療法は精神療法へのデフォルトアプローチであり，広く様々な精神病理や状況に適用することができると述べている．端的に言えば，支持的精神療法は精神療法自体が禁忌な時に禁忌である．幸いなことに，精神療法が禁忌とされることは少ない．

Novalis ら(1993)はせん妄，ほかの器質性精神疾患，薬物中毒，および認知症の後期では支持的精神療法の効果は得られないだろうとしているが，これらはどのような精神療法であっても効果が期待できないと考えられる状態である．被害者の役割に固執し適応的になる努力をしない，援助を拒み不満を訴える人は，支持的な介入から益を得られないだろう．そればかりか，これらの患者は治療者の誠意や具体的なアドバイスが役に立たないと決めつけているので，状態が悪化しやすい．詐欺師や嘘や詐病をいう人は，当然のことながら，ほかの治療法と同様にこの療法でも効果が得られない．精神病質の人は，治療者との治療関係の中で表面的な交流パターンを構築し，実質的に満足することはないとすぐにわかって治療から脱落するか，現実の欲求または想像上の欲求を不適切に満たすために治療関係を利用することに一生懸命になるかのどちらかである．後者の場合，治療者は，患者が治療者の好意と期待する具体的な利益を手に入れるためにますます要求がましくなるか，同じ目的を達成するため

に威圧的になるという体験をする．

　支持的精神療法の禁忌はほとんどない．以下に挙げるある種の状態ではより定型的な認知行動的治療のほうが支持的精神療法よりもより効果があるようである．トゥレット障害（Wilhelm et al. 2003）；急性の思春期のうつ（Brent et al. 1997），ただし思春期のうつの長期的予後に差はない（Birmaher et al. 2000）；パニック障害（Beck et al. 1992）；強迫性障害（Foa and Franklin 2002）；神経性過食症（le Grange et al. 2007；Walsh et al. 1997）．WinstonとWinston（2002）は支持的精神療法と認知行動療法の統合について詳細に論じている．

治療の開始 ｜ Initiation of Treatment

　治療者が支持的精神療法を治療法として選択しようと決めるのは，初回面接の中であり，基本的にはその面接の中で支持的精神療法を行っている〔第3章「評価，症例の定式化，目標設定」（41頁）を参照〕．支持的精神療法は，対話形式の治療であり，すべての患者−治療者間の相互交流のための場づくりとしての役割を果たす．その場合，初回面接では，病歴聴取，治療費の交渉，治療上のふるまいやルールの確認，目標設定，治療期間についての話し合いが，支持的精神療法の枠組みのなかで行われる．

　初回面接では，支持的精神療法の基本的なルールについて説明し，そのルールについての同意を患者から得なくてはならない．治療者は，患者の教育歴，自我強度，現実検討力，そして治療の場を含む患者のある種の特性に応じて，説明の仕方を工夫する必要があるだろう．支持的精神療法に取り組む際のルールに関する明確な枠を作ることの全体的なねらいは，明らかな限界設定によって患者の不安を軽減するということにある．例えば，2つの明確なルールには，1）セッション中の身体的な暴力と暴言は禁止である，2）患者は中毒状態で受診すべきではない，というものがある．

治療空間の構成 | Office Arrangement

座席

　支持的精神療法の座席は，治療そのもののように，あたたかく歓迎し，友好的で，居心地がよく，専門的になるように最良の形に配置する．照明は明るすぎず暗すぎないものとし，同様に，椅子も座り心地がよいものを互いに快適だと感じる遠すぎず近すぎない位置に置いて，お互いが姿勢よく座った状態で楽に相手を見ることができ声を聞くことができるようにする．このようにすることで，治療者は患者の声のトーンのニュアンス，表情，ボディランゲージをとらえることができる．支持的精神療法は力動的な患者理解を頼りにしているため，これらはすべて重要である．治療者は患者に対して，そこで気づいたことを直面化や解釈といった形で言葉にしない場合でも，無意識のコミュニケーションを敏感に受けとめる．しかしながら，物理的な距離は治療の必要性に応じて変化させてもよい．例えば，妄想様観念を表現している患者に対しては，距離をとりたいという患者の欲求を尊重し，少し距離をあけて座るかもしれない．誰かとある距離（例えば約3m）離れて，長時間向かい合って会話をすることは通常の社会ではないので，治療者が離れすぎて，患者の不安を強めないようにしなければならない．また患者と治療者の距離が通常よりも近くなくてはならないこともある（例：病院のベッドで寝たきりになっている患者のベッドサイドに座って支持的精神療法を行う場合）．

アメニティ

　過去の文献によると，支持的精神療法は，最も障害を受けていて心理的理解ができない人に用いる治療であった．この流れで考えて，ある種の表出的精神療法の治療者が自制的で満足を与えない立場であるのとは対照的に，支持的精神療法の治療者のオフィスでは，テーブルにティッシュを置いたり，ドア付近にクッキーなどをのせた小皿を置いておくといったりした小さな居心地のよさを提供するように言われた．すべての精神療法は，それにふさわしい環境のなかで尊敬の念を持って人間的に提供されるべきであり，一般に，患者の言うま

まに与えて治療者の肯定的なイメージを強める，という手段をとらなくてもこの目的を達成することができるとわれわれは考えている．しかし最も障害された患者には，治療者が実用的なもの（例えば交通費）とお菓子を提供することは，治療同盟を維持するために役立つだろう．患者の言うままに実際にものを提供することは，支持的な関係を提供するものではあるが，通常は最も機能の低い患者だけに限るべきである．同様に，治療者から患者への贈り物は，情報マニュアルのように治療に関連しているものであったり，もしくは治療機関において，貧窮した患者へ提供することが定められているものであれば必ずしも禁止されるものではない（Novalis et al. 1993）．

各セッションの開始と終了 | Initiation and Termination of Sessions

　治療者は時間どおりにセッションを始め，終えることが望ましい．このようなセッションの時間的な枠組みは患者と治療者の両者への敬意を表すものである．支持的精神療法では，たまに遅刻することは問題にしないが，遅刻のパターンがある場合には，支持的な枠組みのなかで取り扱うことになる．表出的精神療法では，遅刻のパターンについて取り上げ，遅刻は抵抗あるいはほかの無意識の過程によるものであるという仮説に立つ．そして，治療者は抵抗を探り，治療者または治療に全体的に関連した希望または気持ちを表現できるようにするという目的で，患者の言語化を促す．支持的精神療法では，治療者は現実的な視点から自由に遅刻について話し合う．約束を守ることは適応的な行動であるが，真に患者の最善の利益になる面接に遅刻することは非適応的である．治療者は，共同的，問題解決志向アプローチを用いて遅刻を取り上げる．連絡なく治療に来なかった場合も同様に扱うことができる．

　次の対話は，遅刻に対する支持的精神療法のアプローチである．

患者：すみません，また遅刻してしまいました．なんでかわからないのですが，時間はたっぷりあったはずなのに．［怒り］どんなに遅刻しないようにしようとしても，いつも何事に対しても遅れてしまうのです！　私がすること

はすべて間違っています！　もう家に帰ったほうがよいのです！（**過度に一般化された否定的解釈，虚無主義，敗北主義**）

治療者：そのように感じるのはもっともです．そんな習慣があるのはもどかしいものですから．でも悪い習慣は変えられるのです．[すてきな笑顔]することすべてが間違っているというのは確かですか．もしそうだとしたら今日は全くうまくいっていなかったと思いますし，靴下をはくのを忘れているかもしれません！（**スローガン，ユーモア，否定的な自己表現に対する挑戦**）

患者：まあ，すべてではないかもしれません！[苦笑い]単に遅刻するのが嫌なのです！　どんなに頑張ってもうまくいかないように誰かが仕組んでいるようです．（**自己評価が低下し無力感の経験および投影**）

治療者：たしかにそう思うと自分のことをよくは感じられないものですね．では，どのようにして家を出る時間を決めるか確認してみましょうか？　前もって何かあってもいいように早めに外出するようにしたら，予期しないことがあって時間をとられても余裕をもって約束の場所まで着けますね．そうすれば自分が物事をコントロールしている感じが強まり，気分もよくなります．やってみませんか？（**共感と予測して助言すること**）

患者：そうします．

いつも予定されている時間を超過してセッションを続ける患者もいる．おそらく，様々な無意識の動機が働いているのだろうが，それもすべて，遅刻の扱いと同様に，自我機能と適応スキルを支持しながら話し合うことができる．ある状況で患者によっては面接時間を延長することは治療的に適切である．例えば，交通機関の影響でやむを得ず遅刻した場合，患者が危機的状況にあれば，治療者は，予定が許せば余分な時間を割いてもよいし，近日中に空いている時間があれば，その日は短時間だけ話して次の予約を取り直すことに時間を使ってもよい．同様に，Pinsker(1997)のいう「ドアノブテーマ」，つまり患者がセッション終了時に持ち出すテーマが持ち出された場合，治療者は，すぐに関心を向けなくてはならない刺激的な臨床的話し合いのために少し余分な時間を使わなくてはならなくなる．患者の幼児的願望を満たすことになっていないか

に留意すべきであるが，さらに大切なのは妥当性であり，それは常に治療者自らが模範となるものである．

　またある時には，妥当な臨床的もしくは環境的な理由がないために患者の非適応的で退行した行動を後押しすることになることから，治療者がセッションを延長しないと判断する場合もある．セッションを延長しないという選択もまた患者に対しての行動の手本となる．治療者は患者の自律性と自立性を促進しながらバランスよく限界設定をしなければならない．それは，Misch（2000）が，支持的精神療法の「よい親でいること」と呼んだものの一部である〔第2章「原則と行動様式」（15頁）参照〕．治療者は，時には，立ち上がりドアを開けて毅然として患者が外に行くように示さなければならない．また，時間どおりに終了しようと努めても患者が毎回抵抗することに気づいた場合には，セッション中にあとどれくらい時間が残っているか患者に合図を出すなどして，先行して誘導していく．経験豊富な治療者は，これらの方略を用いて終了時間になる前にセッションを終わるようにしているので，セッション終了時点で患者が大事な話題をしている最中であるというようなことにはならない（Pinsker 1997）．

治療セッションのタイミングと頻度 | Timing and Intensity of Treatment Sessions

　治療のタイミングと頻度は患者と治療者の合意を通じて決定すべきだが，例えば危機介入が必要な時など基本的に臨床上の必要性に応じて変更することが条件である．表出的な治療ではいつも同じ時間で同じ曜日に行い，セッション間の間隔が一定であることが理想である．支持的精神療法では，面接の頻度ではそれほど固定されていないが，治療セッションを決まった同じ時間にすれば，不安感を軽減させることが多く，それは支持的精神療法の意図するところである．同様に，一般的には1回のセッションの長さも定めるべきだが，臨床上適切だと判断されて治療者が患者のために便宜を図ることができる場合は変更することもありうる．

治療の段階

治療初期

　セラピーの初期段階では，治療者は，治療同盟の形成を支えることに重きを置く．そうした同盟によって患者が治療に留まり予後がよくなる可能性が高くなるからである(Gunderson et al. 1984; Harley and Strupp 1983)．最初の2，3回のセッションで，治療者は，患者の主訴と現在の症状を適切に理解し，患者の自我機能と対象関係が全体的なレベルと，適応するための長所と短所について治療上役に立つ知識を手に入れるべきである．これらの情報をもとに治療者は症例の定式化を行い，支持的精神療法を通じて直接扱われるべき防衛機制，適応スキル，そして自我機能における急性および慢性の欠損領域に関する仮説を作り上げる〔第3章「評価，症例の定式化，目標設定」(41頁)参照〕．患者についての理解が深まるにつれて，治療者は，患者の自我機能に関する理解を微調整して手直しし，それに応じて，支持的および表出的介入の強度を調整する．精神病性障害，重度の強迫観念，もしくは気分障害のために認知機能が障害されている患者，もしくは治療中ある話題になると強い不安や不快な気分に押し流される患者では，患者の問題を明確に理解していくにはさらに時間が必要になることがある．

　セラピーの目標と目的について治療者と患者が合意に達すると（第3章参照），治療者は，どの程度集中し，どのようなタイミングで治療を行うかを考えなくてはならない．例えば，精神病のために精神科病棟に最近まで入院していた患者が，秋に復学するべきかについて話し合うためにセラピーに来たとする．治療者の臨床的な理解は，この患者は，近い将来のことを適切に計画できるくらいに安定し構造化された生活環境を確保しなくてはならないというものである．そのように安定した環境がなければ，患者は，ストレスの増加，解体，および代償不全のリスクを負うことになる．しかし，患者は，今にも住むところを失うとか，それに対処するために計画を立てるなどの話を持ち出さなかった．治療者は，患者よりも先に，面接で扱うべき優先順位を変更する必要性を理解する．

　特定の領域に分け入る前に患者に「地図を見せる」ことは，患者の不安を減

らし，治療が合理的で協同的な過程であることを強調する支持的アプローチである(Rosenthal 2002)．治療者は，話し合おうとしている話題が，どのように自己評価，ある特定の自我機能，あるいは精神症状や対人関係全般に対処する特定の適応スキルと結びついているか説明することができる．それらの説明はまた，治療者が直接助言したり問題解決方法を示したりする前に患者に許可を求める，といった手順を踏む動機づけ面接法にも通じるものである(Rollnick and Miller 1995)．しかしながら，治療者は，提案したアジェンダを患者が拒否した場合は，それを受け入れなければならない．

治療中期

支持的精神療法では，おそらく治療同盟は変容のための手段ではなく，治療の基盤として機能する(Hellerstein et al. 1998)．そのため治療者は，治療過程を通じて患者との同盟をモニターし続け，治療初期と同様の注意を払って適切な，治療同盟が維持できるようにする．このような治療的調律によって患者は治療者に理解され支えられている体験をすることができる．治療が順調に進展していれば，治療中期に，患者は，治療者が自分を真に理解し支えることができるということを受け入れるようになり始め，それが修正感情体験となる．治療者に対する陽性転移と敬意については，それが過度に病的でなければ，治療同盟を話題にすることはせず，受け入れて見守ればよい．支持的な治療では，特に支持することが適応スキルもしくは自我機能の維持に役立っている患者の場合には，治療中期の段階がずっと続くことが多い．治療中，ライフイベントを経験したり適応機能が高まったりするなかで，新たな中間地点での治療目標が持ち上がってくることもある．患者の適応機能が高まると，治療者が目標を見直し，達成した目標を賞賛し，患者に保証を与えてまだ達成していない目標に関連した自己評価を支持する機会が生じる．

支持的精神療法では，治療者は，十分に構造化されたスキル構築のための心理教育的介入を行い，患者が主体性を持って関心事を追求するのを励ましたりするゆとりがある．治療の過程で，障害とそれが諸機能に及ぼす影響について患者に情報を提供したり，患者がよりよい情報に基づいた決定ができるような

気づきを増やしたりするために，治療者は時々，患者に専門的知識を示すのがよい．物質依存の患者の治療では，治療者は，患者の行動変容につながる動機づけを強めるために初期から頻繁にこうした心理教育を行う．また，ある時には，患者は急な対人関係の葛藤や内的欲求に関連した差し迫ったアジェンダを持ち込むかもしれない．その場合，支持的精神療法の治療者は，患者の目標と治療者側の心にある目的の両方を念頭に置きながら治療者主導から患者主導にバランスを移すとよいだろう．

治療の終結

支持的精神療法には，終結のための正式な過程はない．治療の目標が達成された時もしくは患者が治療を継続しないと決めた時に治療は終結する．患者の終結の申し出が自我機能障害（例：誇大性），症状（例：絶望感），または誤った適応スキル（例：定期的に通院することができない）が原因であると治療者が考えた場合には，議論をするのではなく，その問題を探ってみるようにする．たとえ，患者の終結の動機づけに関して精神力動的な仮説が立てられるとしても，治療者はその仮説と，患者が望む時に自由に終結できるという，支持的精神療法の基本である命題との整合性を保たなければならない．また，転居もしくは現在の治療を終わりにせざるを得ないようなほかのライフイベントなど外的要因によって治療が終結することもある．

正式に治療を終結する時には，治療の成果を要約し，定期的に通院しなくても患者が取り組み続けられる課題が告げられる．治療をまとめる上で大事なことは，患者が達成した重要な成果に光を当て，褒めることである（Rosenthal 2002）．

終結に関して支持的精神療法と表出的精神療法には違いがある．支持的精神療法での治療者との関係は，意図して重要な対象の喪失に対する喪の作業に徹底的に取り組ませたりアンビバレントな気持ちに徹底的に取り組ませたりするものではない（Rosenthal 2002）．支持的精神療法を受ける多くの患者にとって，これまでの生活のなかで誠実で前向きな関係を維持できた対象が極めて少なかったと考えられるため，治療者は，転移というよりも本当の人間関係を基本に置いている治療者との関係を患者に手放させるようなことはしない．

支持的精神療法では，学校のたとえが役に立つ．教師は学生が授業に参加しなくても学校で働いている．同様に，治療者は，患者が治療を終えても働き続けている．患者の治療は，初期，中期，後期の各段階で，体系化されたコースとして枠づけられている．目標が達成されれば治療のコースは終了する．しかしながら，価値のある経験をした生徒はもっと学ぶために学校に戻ってくるかもしれない(Pinsker and Rosenthal 1988)．患者には，もし必要性が生じたら自由に戻ってきていいと必ず伝える．治療者は必要があればいつでも役に立てる．

長期精神療法と短期精神療法

　慢性の精神疾患の患者の場合，支持的精神療法は，まず，適応機能と自我機能の維持を目的に行われることになるが，経済状況，保険の補償範囲，精神科クリニックでの通院継続の基準などの外的要因に制約がない限り，治療期限を限定しない，現在進行形の関係という枠組みで行われることが多い．同時に，目標が達成されればいつまでも治療を継続する必要はない．

　短期精神療法は，典型的には，適応障害や末期疾患のような期間が限定されていると予測できる精神病理，あるいは，急性の喪失や危機のために防衛機能が対応しきれず症状が出ている場合に適応となる．支持的精神療法の治療モデルは情動の洞察を通じて性格変容を目指すことに焦点を当てない．したがって治療が終結するのは，中核的な葛藤が解決された時というよりはむしろ，快適さを感じるレベルまで症状が減少したり，役に立つ対処スキルが身についた時である．患者は，危機に陥った時，防衛操作が上手くいかず立て直す必要がある時，あるいは何か新たに取り組みたい時に治療に戻ってくるかもしれない．

専門家としての境界 | Professional Boundaries

　治療者は，決して自身のニーズを対話に持ち込むことはせず，むしろ患者の治療上のニーズを念頭に置いた対話に重点的に取り組む．したがって，治療スタイルは，ぎくしゃくして不安をひき起こすような沈黙を減らす対話形式に

なっている．治療者が共感的な関わりをしていると，沈黙がいつ患者を引きこもらせたり当惑させたりするかがわかる．そして，次の例で示されているように，治療者が静かでいると患者が重要な感情的な反応を示すようになる．

患者1：［長く躊躇した後に，ためらうように微笑んで］そういえば，長い間雨が降り続いていますね．
治療者1：そうですね．ご興味おありですか？　人は共通の話題がないと感じた時に天気の話をしますね．いい方法ですよね．天気についてはいつも話題がありますものね．あなたは，雨があなたに与えている影響についてお話になりたいのでしょうか．でも，私たちは人とうまく話す方法について話し合ってもいいかもしれませんね．あなたからそれが問題だとうかがっていましたからね．（ノーマライジング，一般化，共同作業，予期的ガイダンス）
患者2：［長くためらった後に，涙があふれて］彼女が本当にいなくなってしまったなんて信じられないのです．
治療者2：［沈黙］（思いやり深く静かにしている；共感的に気を配っている）

　表出的精神療法では，患者の願望を充足させないようにして，転移の題材を精緻にしていくために，治療者は通常いかなる自己開示も避ける．支持的精神療法では，治療者は，目的を持った支持的な態度で思慮深く個人情報の開示をする．治療的な自己開示の模範となる例はアルコホーリクス・アノニマス（Alcoholics Anonymous；AA）や他の自助グループでみられ，そこでは，話し手の実体験が，回復に向けて努力する際の支えを探している聞き手への実物教育となる．行動療法，認知療法および認知行動療法の治療者の報告の多くは，計画的な自己開示は臨床的に有効であると示唆している（Psychopathology Committee of the Group for the Advancement of Psychiatry 2001）．Simon（1988）は，計画的な自己開示に対する治療者の決断は一般的にいくつかの基準と関係していることを明らかにした．基準とは，モデリングと教育，治療同盟の促進，現実を承認すること，そして患者の自律性の育成，である．原則として，治療者の自己開示は，患者の治療のためであれば適切である．もし自己開示が

治療者のためであるのなら（例：はけ口，自慢，不平，もしくは誘惑から行われる場合），それは利己的な行為である．一般に，すでに公の記録になっている情報は支持的精神療法の文脈のなかで最も伝えやすいものである．より私的な情報もしくは個人的な経験ほど，より慎重さが必要である．

　支持的精神療法では，治療者は，やりとりが自然に進むようにコメントや相槌を加え，適切で支持的な技法を用いて応答する方法を探す．

患者：[長い間ためらった後で]考えていたのですが，あなたは結婚していますか？

治療者1：[治療者が質問に応じると選択した場合]あなたはそれについてどのように考えていますか？（**伝統的な表出的技法による応答**）

治療者2：ええ，しています．私に尋ねる前にしばらく考えているようにみえました．それを私に尋ねようかと考えていた間，ちょっと落ち着かなかったのではないでしょうか？（**共感的関心**）

患者：[少し間をおいて，赤面して]ええ，そんなことを聞くなんて変かなと思って．

治療者2：ここでのルールはあなたが頭に浮かんだことを話すというものです．落ち着かない感じがしても質問できたというのはいいことです．一般的に不安を克服できるようになると，もっと様々なことがやり遂げられるようになります．（**適応的な行動のモデルを示しながら賞賛する**）

　時に，患者は，明らかに不適切な質問や個人的な質問をして治療者を嫌な気持ちにさせたり治療者の不安を誘発したりすることもある．次の例は，事実上，明らかに不適切もしくは非常に個人的な質問である．

患者：結婚されているのは知っていますが，まだマスターベーションをしていますか？

治療者：性的な習慣は個人的なことです．しかし，あなたが性的なことで心配や問題を抱えているのであればここで性的な問題について話し合うべきで

しょう．（境界のルールをはっきりと繰り返し，性的な困りごとについて話題にする機会を提供している）

　患者の障害がより重篤であれば時に，友好的ではあるが専門的な治療者との関係と友情を区別できない場合がある．治療者は，曖昧になったり不誠実になったりすることなくプライドを傷つけない方法で境界を明確にし強化する．

患者：エアロスミスのチケットが手に入ったのです！　チケットボックスで会いましょう．チケットを渡します．いかがですか？
治療者：そのようなお気持ちありがとうございます．あなたにとってチケットは特別なものですし，あなたが私のことを考えてくれたことに本当に感謝しています．私たちが一緒に取り組んでいることをあなたが価値のあるものと認めてくれているのだと感じました．でも今後のために，患者さんからほんのちょっとした贈り物以上のものは受け取れないのです．こうしたことについて十分に検討した専門家たちによると，治療関係を友情のようなほかの関係と切り離すのが，おそらく一番よいということなのです．
患者：えー，お願い，先生．たかがコンサートチケットじゃないですか！　きっと楽しいですよ．
治療者1：私はヘビーメタルの音楽を聞かないのです．若い頃も好きではありませんでした．それなのでほかの状況で私たちが知り合ったとしても行きたくはなかったと思います．（**正直であるが曖昧な返答**）
治療者2：私たちの時間を治療に専念するために使いたいと思います．それはつまり友情ではなく特別で専門的な関係の上で取り組むということです．がっかりさせたらごめんなさい．このことについてもう少し話し合いましょうか？（**治療的な枠を厳守しながら，関係性は現実的で共感的である**）

　支持的精神療法は従来の表出的精神療法よりも言語的なやりとりが多く治療者が等身大である機会が多いため，治療関係の境界を従来よりも柔軟に動かすことが許される．例えば，親と死別して機能が低下し毎日の生活もやっと送れ

るくらいに苦しんでいる患者をノーマライズするために，治療者も悲嘆の時には苦痛を感じ意欲を失ったということを共感的に自己開示してもよい．禁欲的な治療関係の要素が少なくなると，治療者は自分自身の要求を満たすためにセラピーを利用し患者の境界を踏み越える可能性が多くなる．支持的精神療法では治療者の行動や言動のレパートリーが広がるが，治療者は，狭いが明確である．患者を利用することになる可能性のある受け入れられない行動を常に避けながら進んでいかなくてはならない．それは，性的交渉を持つこと，金銭を借りること，もしくは治療者の利益になるような患者の行為や情報を受け取ること（例：株に関する情報，雑用，非公開の情報に基づく助言）である．

結論 | Conclusion

　支持的精神療法は，一般に，治療者と患者の間の治療関係の出発点として用いられるものであり，そのために禁忌はほとんどない．別の治療技法が用いられるのは，特別に適応があり患者が同意した場合のみである．支持的精神療法のセッションの長さや頻度は，患者のニーズややる気によって様々であり，終結時に治療者に対するアンビバレントな感情に取り組む必要性はない．治療は，治療者との関係も含めた患者の実際の対人関係に焦点を当てるが，患者-治療者関係は問題が起きた時だけ取り上げるべきである．表出的精神療法に比べて，支持的精神療法では治療者の幅広い支持的な言動が許されているが，しかし，それでもやはり，治療状況で許される患者と治療者の言動については明確なガイドラインにより制約されている．

6.

治療関係

The Therapeutic Relationship

　Pinsker(1997)とその他の研究者(Misch 2000；Novalis et al. 1993)によって，患者-治療者関係に関わる支持的精神療法の一般原則がまとめられている．本章では，以下に示すように，その原則からいくつかを取り上げて詳述していく．

① 治療同盟を維持するため，一般的に支持的精神療法では，治療者に対するポジティブな感情や陽性転移に焦点を当てない．
② 治療の中断を予測し避けるために，治療者は，距離を取ろうとする患者のネガティブな反応によく注意を向ける．
③ 患者-治療者間の問題が実践的な話し合いによっても解消されなければ，治療者は治療関係自体の話し合いに移る．
④ 解釈ではなく，明確化や直面化によって患者の偏った認知を修正することもある．
⑤ 陰性転移や治療的行き詰まりが間接的な方法で解消されなければ，治療関係自体についての明確な議論が必要となる．
⑥ 表出的技法については，陰性転移への対応に必要なもののみを用いる．
⑦ 患者がほかの人からは受け入れられないようなものでも，治療同盟が結ばれた治療者から提示されるものであれば，受け入れられることもある．
⑧ 批判されたと患者が体験するような発言をする場合，治療者が，受け入れやすい支持的な表現に調整したり，誤解される懸念があることをあらかじめ伝えたりしなくてはならないことがある．

転移：支持的アプローチと表出的アプローチ
Transference: Supportive and Expressive Approaches

転移は，治療者に対する患者の感情，ファンタジー，信念，仮説，および体験のことであるが，それは実際の治療者自身や治療者と患者との関係性に由来するものではなく，患者の早期の関係性から派生したもので，無意識的に治療者に置き換えられたものである．転移現象はすべての精神療法において生じるが，そこに割り当てられる役割は支持的精神療法と表出的精神療法とで異なる．

大半の表出的精神療法と精神分析において〔第1章「支持的精神療法の基礎理論」で述べた表出的-支持的精神療法のスペクトラムの一端（6頁）〕，転移現象は内的葛藤を同定するために極めて重要なものであり，それらの関係を感情的に乗り越えることで治療効果が得られる．転移現象を通じて表現される患者-治療者関係が焦点化して取り組む主要な課題であるのに対し，治療同盟や現実の関係性は，患者の観察自我が表舞台に現れるその背景として機能する（図6-1）．

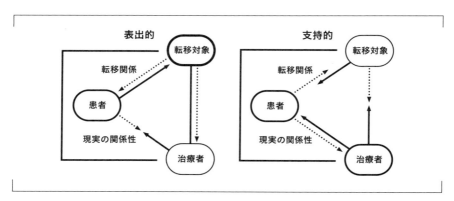

図6-1　表出的精神療法と支持的精神療法における転移の役割と実際の関係性
◂····· 患者のコミュニケーション　　◂──── 治療者のコミュニケーション
※矢印の長さは，そのコミュニケーションに焦点が向けられる相対的な強さと対応している．
※個々の対象を囲む円の太さは，治療の際に焦点が当てられる強さに応じて変化する．

Pinsker H, Rosenthal R, McCullough L: Dynamic supportive psychotherapy, in Handbook of Short-Term Dynamic Psychotherapy. Edited by Crits-Christoph P, Barber JP. New York, Basic Books, 1991, pp 220-247.

表出的-支持的精神療法のスペクトラムで支持的立場から治療を進める場合，力動に明るい治療者は転移を認識し，治療的介入を進めるために利用することもある．しかし，陰性転移によって治療が阻害される恐れがなければ，一般的に転移自体は議論されず，患者と治療者の現実的関係性が中心となる（図6-1 の「支持的」の図を参照）．

　しかし，ほぼすべての精神療法が両極のどこかに位置し，転移に対しても支持的アプローチと表出的アプローチが入り混じって用いられる．支持的技法と表出的技法は，治療上の適切なタイミングで一役買い，相互のアプローチがそれぞれ主流になるのを助けあうが（Gorton 2000），転移への介入に関する理論的根拠や概念は，支持的治療と表出的治療とで異なる．

　支持的な治療者は転移を表す素材を追いかけてはいくが，取り上げるのはそれが必要な場合のみである．支持的精神療法では，一般的に陽性転移に焦点を当てる必要はない．

患者：先生はいつも正しいアドバイスをしてくれます．私が不注意だったり，間違った考え方をしている時でもそうです．どうして先生はそんなに頭がよいのですか？

治療者：ありがとうございます．しかし，すべてが私の手柄というわけではありません．私にはよい先生がいますし，患者さんたちとご一緒するなかで多くの効果的な原則を学んできたのです．**（患者のポジティブな発言を受け入れているが，現実検討に基づいて微調整している）**

　支持的精神療法において，より典型的に焦点が当てられるのは陰性転移である．なぜなら，陰性転移は治療の整合性を脅かすものであり，治療場面外での行動化が起きるとたいてい患者の苦しみが増すからである．支持的精神療法と支持的-表出的精神療法では，治療者はしばしば明確化し，時に直面化もするが，解釈はほとんど行わない．治療者は介入を通して，治療者との言動のなかにも反映される患者自身の不適応的な行動や思考のパターンに患者が気づいて取り組めるように援助する．この介入では，患者の自己評価と適応的な機能を

高めることが目的となる．支持的治療のなかで患者が治療者に対してとる行動は，患者が他者に対してとる行動を表すものとして理解される．

表出的治療では，転移の明確化と解釈が重要な介入となる．そうした治療では，しばしば，陽性転移と陰性転移を通じて，患者の性格に関連する中核的な神経症的防衛が表現される．治療者の転移解釈と明確化によって，患者は無意識の葛藤を洞察し徹底操作することができるようになる．これらの介入の目的は，性格の変容である．表出的精神療法において，患者と他者の関係は中心的な患者−治療者関係を明らかにするために用いられる．

治療者による転移解釈の内容も，表出モデルと支持モデルとで異なる．解釈の正確性や包括性は，患者の対象関係と防衛機能の水準，治療進展の程度，そして治療同盟の強さによって様々に異なってくる．介入は，しばしば，厳格な意味での解釈というよりも明確化と直面化の性質を帯びることが多い．典型的には，精神病理のスペクトラム上で患者がより健康であればあるほど，正確かつ包括的な解釈をしても治療同盟が損なわれず，患者は解釈を受け入れることができるだろう．しかし，支持的な方法でも，治療者が解釈的な説明をすることがある（Winston et al. 1986）．スペクトラム上でより不健康な患者の場合には，治療者が十全な解釈をすることはまずなく，部分的な解釈〔発生論的見解と一般化を省く（Pinsker et al. 1991）〕，もしくは厳密ではない解釈にとどまる〔妥当な他の解釈によって幼児期の恐怖を希釈する（Glover 1931）〕．

治療者1：つまり，職場のように何もかもがしかるべきところにあって時間どおりに進むところに比べると，散らかったままの部屋というのは，ある意味自由で，自分の空間で自分のやりたいように物事が進められるのですね．そこに何か不都合な点はありますか？（**自己評価を支え，怒りの気持ちにつながりを作り，患者のやり方を現実世界で期待されることと対比し，適応的なスキルについての会話に進めている**）

表出的治療の中盤では，治療者から解釈が加えられることもある．

治療者 2：あなたは，お母さんが片づけてくれることを期待して，自分の部屋を散らかったままにしておくのですね．ただ，お母さんがそうしてくれるはずなのに，心配になってくる．そして，カッとなって自分をあまりコントロールできないように感じられるのですね．**（発生論的対象像にまず関連づけ，そして，依存欲求が満たされない時に生じる不安を追い払うための怒りの役割に関連づけている）**

治療同盟 | The Therapeutic Alliance

　支持的精神療法と支持的-表出的精神療法では〔例えば，短期支持的精神療法（Hellerstein et al. 1998），短期適応精神療法（Pollack et al. 1991），支持的-表出的精神療法（Luborsky 1984）〕，早期に強い治療同盟（それは，現実の関係性を反映したものであるが）を築くことがポジティブな治療成果を予測するため，そこを治療の主要な焦点とする（Westerman et al. 1995；Winston and Winston 2002）．

　初期の精神分析において，フロイト（Freud）は患者との個人的な関係から生じる転移に気づき，それを「ラポール」もしくは「異論の余地のない陽性転移」と呼んだ．フロイトは，患者と効果的に協力する上で必要な動機づけを維持するためにこの関係が必要と考え，その関係を解釈しないままにした（Gill and Muslin 1976; Safran and Muran 2000）．この観点は，精神力動的精神療法の中で確固たる治療同盟を維持できるようにする原則に関する最も初期のエビデンスであり，この Freud の考えが，支持的精神療法で陽性転移に対する解釈を行わないことの根拠になっている．治療同盟の概念が発展するにつれて，焦点は患者と治療者間の作業関係に移り，転移とは違う現実の関係性の要素を持つ「作業同盟」として位置づけられるようになった（Greenson 1965, 1967；Zetzel, 1956）．

　現在の同盟の概念はより広く，支持的精神療法の構成概念に合致する常識的なものとなっている．治療同盟の強さは，治療課題と治療目標に関する患者—治療者間の同意の程度，治療課題を遂行する患者の潜在的可能性，治療者の共

感的な関わりと参加,および患者と治療者間の感情的絆の強さにかかっている(Bordin 1979 ; Gaston 1990).

　治療同盟は,より表出的な治療で仮定されている変化のための手段ではなく,むしろ変化のための治療的基盤になる可能性が高い(Gaston 1990 ; Hellerstein et al. 1998 ; Horvath and Symonds 1991).したがって,治療者は優れた役割モデルや「親」のように振る舞い,寛大で中立的な態度を示す,といった積極的な手段を通じて,治療同盟を育てていく(Misch 2000).患者の自己評価を支える直接的な手段が,現実の関係を基盤とする治療同盟を支えることになる.患者は治療者の能力に対してファンタジーを抱いているかもしれないが(転移),治療者は積極的に現実の関係の中で患者に関わるように努め,具体的に患者の助けになるものを提供していくことが多い.

食い違った同盟:承認と修復 | Misalliance: Recognition and Repair

　効果的に精神療法を進めるために,治療者は患者との間に食い違いがないかどうかに注意を払い,食い違いがあれば協力してその修復に努めなければならない.支持的治療の治療者は積極的であるため,治療者が間違った発言をして患者の気分を害する可能性も高い.同時に,望ましい同盟を妨げるような不安が患者に生じないように,支持的精神療法では葛藤の探索に焦点を当てないようにする.それが破綻した際にも,支持的精神療法家は,効果的に介入する十分な機会とそれに対応する戦略を有している.患者に誤解を与えてしまったのではないかと心を痛めていることを伝える場合の伝え方についても制約は少ない.同様に,知らず知らずのうちに患者を非難したり子ども扱いしたことや,患者に押し付けがましいと感じさせたり,不安にさせたり,単純に不快にさせたりするような話題を取り上げたことについて,後悔したことを率直に伝えるその方法についても制約は少ない.ほとんどの場合,治療者が患者との間に食い違いがあることを予測したり気づいたりした時には,それを取りあげるために標準的な支持的技法を用いるが,それは同盟の破綻を修復するために最初に使われるのが支持的な方法であるからである(Bond et al. 1998).治療者は,

象徴的な課題もしくは転移の問題に移る前に，現状の文脈のなかで実践的にその問題に取り組もうとする(Pinsker 1997)．次のエピソードは，治療者がどのように同盟の失敗に対処したかを示している(DVDの症例4を参照)．

症例4 ｜ **食い違いに対処する**

　患者は35歳の独身女性で，職業はコンピュータエンジニアである．彼女のうつ病には抗うつ薬が効き，エネルギーやリビドーや集中力は回復した．彼女の対人関係の特徴は受動的かつ従順で，社交的な関係でも親密な関係でも自分の希望を直接伝えることが長い間苦手だった．これまでも真剣に長く交際した男性が何人かいたが，彼女は協調しすぎるパターンを繰り返し，結果的に自己評価が低下し怒りが溜まった．彼女は受動的かつ依存的だったために，相互協力的な関係が著しく欠如した状態になってもそれに耐え，よく「相手に顎で使われている」と口にはしたものの，それが既に幸福なものでなくなってもその関係を続けていた．現在の恋人はコンピュータエンジニアで，8か月目の付き合いになる．彼はイライラしやすく，完璧主義者で批判的なところがあり，物事が計画どおりに進まないとよく彼女を責めたてた．彼女は自分の欲求や願望が満たされない時，むっつりして皮肉っぽくなり，自己批判ばかりをして，それがさらに彼女の自己評価を低下させていた．

　治療者は，彼女が現在の関係の助けを受けて上手くかじ取りできるように，彼女が「口に出して言う」ことをできるように何か月にもにわたって支援し続けていた．治療者は，親密な関係における大人の言動とみなされるものを，彼女にモデルとして示すようにしていた．

患者：私はどうして自分がここにいるのかわかりません［黙り込む］．

治療者：それはどういう意味でしょうか．明確にできますか？

患者：私たちは言い争いばかりしていて，彼は何も認めようとしないのです．ただ私に質問をして，彼の望むように私が動くことを期待して，本当は何を考えているのか，絶対に言ってはくれません．私は理性的になろうとしていますが，いつも彼のやりたいようにしていて，いつも私が間違いだということになります．もう終わりです，2人の関係は終わりです！

治療者：私にはまだよくわかりません．こうしたパターンについてあなたは何度も話されました．恋人と素晴らしい時間を過ごして，しばらくしてから彼との間にいざこざが生じて，そしてもう関係が終わりだと考える．

患者：そのとおりです．

治療者：そうですね．ただ，どうして自分がここにいるのかわからない，という先ほどの発言が何を意味するのか，まだ私にははっきりとわかりません．**（明確化と直面化によって，患者がより具体的に考えられるように試みる）**

患者：こんなことをしていて何がよいのでしょうか？　ここで何回も話してきましたが，私にはもう耐えられなくて，今はほかの恋愛まで自分のせいでダメになってきています．正しいことをしようとしてはきましたが，何も変わりませんでした．私にはうまくできないのです．

治療者：そして……

患者：だから，私はどうして自分がここにいるのかわかりません．**（彼女は，自分が尋ねられたと考えていることをしているにもかかわらず，再び，自分の求めているものが治療で与えられていないという不満を訴え続けている）**

治療者：このようなパターンは，これまでもあなたの人間関係でみられましたね．これを変化させる方法を身につけたり，違うやり方を身につけたりしてはどうでしょうか．そうすれば，人間関係が改善して自信がつく可能性があります．**（共通の目的を繰り返し，間接的に治療同盟を強**

化しようと試みる）

患者：大きな話ですね．

治療者：私はこのことについてはっきりと話し合ってきたと考えているのですが，もしかすると私は何かを見落としているかもしれません．

患者：［顔をしかめて肩を上げる］

治療者：ここ数か月間，一緒に取り組んでいくなかで，あなたは一生懸命にやってこられました．だからこそ，この関係から望むものを手にしてもよいのではないでしょうか．（**治療での頑張りを称賛する**）

患者：あぁ，あなたはまるで彼みたい．私は正しいことをしようとしてきました．でも，それがまだうまくできないのです［落ち込むように黙り込む］．（**治療者の言動が恋人と似ていて，同じような衝撃を受けたと述べる**）

治療者：私がここであなたに期待しているように思える，ということでしょうか．そして，あなたは正しいことをしようとしてはいるけど，うまくいっておらず，今も落ち込んで欲求不満を感じているのでしょうか？（**明確化**）

患者：［うなずき，顔をしかめる］ええ．

治療者：そうですか．あなたが彼との関係に取り組み，「正しいことをする」ことができるように支援をしてきましたが，あなたは自分を落ち込ませるプロセスにはまり込んでいるように思います．これは彼との関係の中だけでなく，私との間でも起こっているようですね．これはあなたにとっても，あなたの自己評価にとってもよくないことです．率直にそのことはお伝えします．一緒に取り組んでいくなかで，私はもっとうまくあなたを支援できるようになりたいのです．（**治療者は患者がこの関係の中に留まることを支援したいと率直に伝えた．その関係のなかで，患者は，恋人との関係で自己評価が損なわれるように，自分の自律性が損なわれていると感じている**）

実際に私の言動であなたの自己評価を傷つけるものがあれば，あなたにとって少しでもいいものに変えていきたいと思います．（**直接的に患者と同盟を結ぶ，相手に反応する大人としての言動を示す**）
患者：そんなことがあなたにできるのですか［治療者を見上げて，警戒する］．
治療者：ええ，もちろん．
患者：そこが彼とは違うのですね．（**転移や恋人との関係性とは対照的な，治療者との現実の関係のなかにある要素を認識する**）
治療者：これまでも，あなたがこの男性との関係に取り組めるように支援してきましたが，あなたは激しい口論を続けて，最終的には無力感と自責感に終わってしまっていました．そのような結果になると，がっかりして悲しくなることは私にも理解できますし，私はあなたが正しいと思っています．このような男性といると，あなたの自己評価が傷つきます．ここでは，あなたのためを思って，その関係を続けて何とかする方法を見つけ出せるように支援してきました．しかし，今や，あなたは自分の生活についてより多くのことがおわかりなのではないかと思います．そのことに私がもっと早く気づけなくて申し訳ありません．ここから私たちはどのように進めていきましょうか？（**怒ったり距離を取ったりしようとしている人と話す際には，一般的に人々がそうするように，治療者も時々自身の態度を変化させる必要がある**）

　問題となる関係について患者が話すことは，治療や治療者に対する転移にもとづく発言である．この時まで，彼女は，対処法がうまくいかず気分的にもさらに悪くなっている無力な存在だと伝えていた．この治療者は，彼女が「正しいことをする」ことを期待する役割を担ってきたと治療者が患者に打ち明けた時，この患者に対して治療者が引き受けていたと思われる転移の束縛から逃れている．同盟が強化されて，患者が自分の話を聞い

てもらえていると感じるようになるなど，患者は治療者に対してそれまでとは異なる体験をし始める．

抵抗 | Resistance

　抵抗という概念は，覆いを取ることを中核とする，治療の表出的側面のみに関連するという治療者も多い．しかし，こうした治療者のなかには，患者が作り出す治療目標の達成の障害を指して，**広抵抗**という用語を用いている者もいる．そういった意味で，抵抗とは，新しいやり方に対してほとんど全員に共通してみられる認識外の恐怖と，非適応的であったとしても慣れ親しんだパターンに固執する傾向として特徴づけられる．支持的治療の目的は，適応的な防衛機制を支持し自己評価を高めることである．そこで治療者が抵抗に対してとる戦略は，問題解決に向かうよう励まし，新しい適応的なスキルを身につけてもらうことによって，行動を起こそうという患者の意欲を高めることである．

　ほかに治療の障害となるのは，痛みを伴う感情を避けようとする特性的な気質である．治療者が不快感や不安を和らげるために様々な努力をしても，それが治療の妨げになるだろう．Beutlerら(2002b)は，複数の研究データから特性的な抵抗の内容を検討し，防衛的であること，怒り，衝動性，直接的な回避のような特性的な抵抗と典型的な形で関連している患者の特徴の指標が，精神療法の成果と負の相関関係にあることを明らかにした．これらの所見は，支持的精神療法と直接的に関連する．特性的抵抗が強い患者は，構造化された認知行動的治療よりも，力動的かつ非指示的，自己志向的，もしくは関係志向的セラピー（例：支持的-表出的精神療法）のほうがよい治療成果を上げている(Beutler et al. 2002b)．

「抵抗に加わる」

　支持的治療の目的は，不適応的でない限りは防衛を支えることである．繰り返しになるが，支持的精神療法の第一原則は治療同盟を支えることである．患者が非機能的なパターンを直視することに抵抗を示した時に，治療者が患者の失望と絶望を反射したり，患者の厳しい生活や仕事の状況に共感したりすることによって，患者は自分が理解されていると強く感じることができ，その結果，治療に取り組む意欲が増すことになる(Messer 2002)．支持的精神療法は，押し付けることなく，積極的な共感的環境を提供し，患者が述べた目標を強化することができる．

　支持的-表出的治療において，患者が自分の感情や衝動を認識することに悪戦苦闘している時は，治療者は患者に寄り添い，自分自身をあらわにすることがどれほど困難で不安なものかを共感的に伝えていけばよい(Messer 2002)．

患者：母はたいてい時間どおりにゲームに付き合ってくれたからいいんです．でも，父は時々……たいていはゲームが終わった後にやってくるんです．父はいつもほんとに忙しかったから……[悲しそうに]僕らは何とかやっていた……でも，いいんです．[間をおく]ねぇ，今日どうして僕が遅れたのかわかりますか？　ここに来る時のタクシーの運転手が……バカできちんと運転できないどうしようもないやつだったんです！　冗談じゃない．いったいどうやって免許を取ったんだろう．

治療者：あなたがお父さんに対して実際どう感じているのかを話題にすることは，あなたを不安にさせてしまうことのようですね．

患者：つらいです．自分にはできないと思う[泣く]．僕ができないとしたら？

(不安と自己不信が高まる)

治療者：こうした問題について話すと誰でも不安になりますが，精神療法でそれを乗りこえていけるようにしましょう．あなたには，ここでそれを探求し明らかにしていくことはとても勇気がいるということを知ってほしいのです．私は，あなたにはきっとその力があると思っています．もしあなたにその力がないと思っていたら，父親への思いに目を向けさせるようなことはし

ないでしょう．（共感し，ノーマライゼーションし，的確に褒め，保証する）

議論を進めるために不安を軽減させる

　その領域を検討する前に患者に地図を示すことによって，協同的に関わりながら，合意された目的に集中して進めることを繰り返し伝える．何を話し合おうとしているのかが患者にとって理解できるようになると，たいていの患者の不安は低減する．

患者：遅くなってすみません．十分に余裕をもって出発したのですが，色々とあって，気づいた時には 20 分ほど遅れていました．

治療者：この数週間，あなたは，セッションが終わる予定の時間の 20 分ほど前に来院されていたことにお気づきでしょうか？　精神療法の費用に見合ったものをあなたが得ていないとしたら，それはよくありません．このことについて話し合ってみませんか？（**ほかの患者であれば，一貫した遅刻が治療や治療者に対する気持ちと関係しているのか，自我機能や適応的なスキルの欠如によるものなのか，治療者にもわからなかったかもしれない．しかし，このケースでは過去のセッションから患者の遅刻が治療者に関係していることがわかっている**）

患者：もちろんですが，やることが色々あって，時間を忘れていただけです．
　　　（合理化，そらす，遅刻をほかのより重要な選択をした結果のせいにする）

治療者：精神療法では，なぜかほんの少ししか時間が残されていない状況でセッションに来るというパターンがあれば，ご本人が内的なものと戦っていて，それがこうした行動パターンとなって立ち現れていると考えられる場合があります．時には不快な気持ちになることもありますが，そこでご自分の中で起きていることに目を向けて探っていくと，よい方向へと進んでいきます．もしあなたにも関心があれば，一緒にそれを探っていけたら嬉しいですし，あなたの役に立つ可能性があります．（**この問題を話し合うことの代償について明確化し，直面化し，ノーマライズし，ガイドする**）

患者：先生，遅刻はここだけの話ではないのです．私はいろんなところで遅刻

抵抗　157

をしてしまいます［恥ずかしそうな笑顔］．（**全般化して治療状況から回避し ようとしているが，そのパターンを認める**）
治療者：そうであれば，もっとよいかもしれません．ここでそのパターンを
　　　探っていけば，ほかの場所でもあなたがうまくやっていく助けになるスキル
　　　や原則が学べるかもしれません．こうしたことに関心はありませんか？（**動 機づけを支え，協同を求める**）
患者：もちろんあります．

抵抗を健康的な自己表現としてリフレーミングする

　治療者は，患者が自分でしようと思っていたことをやめた時，それを統制感 を持って自己主張したいという健康的で機能的な患者の欲求としてとらえ，強 調することができる．治療者がより受容的で誠実に関わることで，患者の抵抗 が軽減する可能性がある（Beutler et al. 2002a）．

患者：母に春学期の授業登録を頼みませんでした……前回そうしようとここで
　　　話しあったのですが，そうしませんでした．秋学期まで見送ることに決めた んです．まだ僕にはその準備ができていないと思ったから．……先生，怒っ てますか？
治療者：素晴らしいですね．あなたは自分で自分の気持ちに気づき，最終的に 決断できたということです．態度をはっきりできて一息つけたでしょう．私 は怒ってはいませんよ．なぜなら，私がすることは，あなたの人生について 決断することではなく，ただ，あなたとともにいてあなたの決断を見守り， その決断するプロセスを助けるようにすることだからです．

距離をおくことと引きこもることに対処する

　患者は，引きこもって交流を絶つ形の抵抗を示すことが非常に多い．治療者 の言語的な反応が支持的精神療法の特徴であることから，治療者は，患者が沈 黙した場合，沈黙が破られるのをただ待つことはしない．待てば患者の抵抗を 助長し，患者の不安を強めるかもしれない．支持的精神療法において患者が沈

黙したり反応しなくなった時は，治療者が患者の注意を引くことのできる話題を選ぶ．治療者が選ぶ話題は，患者の言語的関わりがなくなったことに直接関わることもあるので，治療者はそれを間接的に取り上げるかもしれない．あるいは，治療者は全く別の話題に切り替えるかもしれない．

患者：こんにちは［座る］．今日は本当に話すことがあまりありません［もの静かに座り，ぼんやりと治療者を見る］．

治療者1：［温かく］またお会いできてよかったです．それでは，私が休暇を取る前に一緒に話した話題まで戻ってみましょうか．あなたは職場で配置換えを求め続けることがどれほど難しいかということと，「なぜしなくてはいけないんだ」という考えがどんなふうに邪魔をしてくるかということを話してくださいました．**（治療者は自分が休暇を取る前に患者が話題にしたことを取り上げ，その話題を覚えているくらい治療者にとって患者が重要な存在であることを伝えて，患者と再びつながりを作り，患者の自己評価を支えた．このアプローチでは，患者が距離を取ろうとしていることに間接的に焦点を当てている．治療者は，患者が治療者の休暇に対してネガティブな感情を抱き，それを話題にすると患者の不安が高まると仮定していたが，それを扱わないで進もうとしている）**

治療者2：こんにちは．またお会いできてよかったです．えーと，最後のセッションから3週間が経ちましたね．緊急時に私の代理をしてくれる方はいましたが，そのことと，こうして治療を受けにくることとでは意味が違いますね．

患者：そのとおりです［少しぼんやりした感じが減って治療者を見る］．**（少し関わり，治療者の接近を強化する）**

治療者2：何も考えていないとか話すことはないとおっしゃる方が時々いらっしゃいますが，実際には何か言ったほうがいいのか，どのように言えばいいのか確信を持てないでいる方もいます．自分の治療者が休暇から戻った後に，多くの方が自分もそのようになっていることに気づくようです．**（状況を明確化するが，否認や引きこもりを患者に直面化させる前に一般化して，それが今の患者–治療者間に特有のことではないことを示す）**

抵抗 159

治療者は，ネガティブな反応を遠ざけないように注意し，治療の中断を予期して避けなければならない．治療同盟が不安定になっていることを扱わないと，治療が中断してしまう可能性がある．そうした状況では，直面化を通じた介入が求められているのか，間接的な方法が適当であるのか，治療者が判断しなければならない．治療者は，自分が逆転移行動に巻き込まれていないか，内省を通じて常に評価し，判断しなくてはならない（Robbins 2000）．

逆転移 | Countertransference

　CleverとTulsky（2002）は次のように適切に述べている．「患者に対して，自身の潜在的な欲求を教えてほしいと頼むことは，とんでもない要求に満ちたパンドラの箱を開けることであり，それを上手にやり遂げることも，その話し合いによってわれわれのなかにひき起こされる逆転移に対処することも，エネルギーのいることである」(p.893)．

逆転移の定義

　逆転移について考える時，治療者は，1）治療者側の問題によって生じた，患者の行動に対する情緒反応と，2）治療者の反応を引き出そうとする患者側の無意識的試み——患者の内的世界から生じた転移の現れともいえるかもしれない——に治療者が反応した情緒反応，を区別しなくてはならない（Messer 2002）．

　1）は狭義の，もしくは伝統的な逆転移であり，本質的に治療者の患者に対する転移である（Gabbard 2001）．逆転移の広義の定義には，その患者に対して多くの人がするような，瞬間瞬間の患者の行動によってひき起こされる現実の関係が含まれる．この点に関連して，治療者が経験不足であったり，もしくは治療法がその患者または問題に対して有用でなかったりする場合に，治療者は患者と治療に対する不快感を逆転移と考えたり，問題が患者の抵抗によるものであると誤解したりするかもしれない．治療者は，効果がみられないことを患者の抵抗のせいにするが，実際には治療者もしくはその治療法が役に立ってい

ないのである.

　われわれは支持的精神療法を力動的な知見に基づく治療として記述しているため，逆転移に関する第2の広義の観点を，患者に対する技術的な取り組みとして議論している．それは，患者に対する治療者の情動反応は，患者の内的世界と無意識のプロセスに関わる有益な情報であるという考え方である(Gabbard 2001). 現在，立場の異なる多くの精神分析の理論家の間では，逆転移は，治療者がそこに持ち込んだものと，患者が投影したものとの影響が相互に交わるなかで構成されるという理解で合意が得られている(Gabbard 2001 ; Kiesler 2001). 治療者側の転移に関する議論は本章の範囲を越えるが，治療者の感情が患者によってひき起こされたのか，投影性同一視に含まれるものなのか，治療者がそれを区別する義務がある．

　支持的精神療法は適応的なスキルの改善を目的としている．実生活における患者の不適応的な行動パターンは，セッション中の逆転移をひき起こすものとして現れることがしばしばある．患者に対する自分の反応は，ほかの人が患者に対してとる反応と同じであることに治療者が気づき，この気づきを患者と共有することは，患者がよりよい人間関係を築けるように援助する実践的な介入において役に立つかもしれない．しかしながら，患者に対する気持ちを自ら開示しようとする治療者の意思が，治療状況の必要性によるものではなく，治療者自身の欲求によるものである場合があることも知っておかなくてはならない．そのような気づきは，時に治療者が反応を控えることもある表出的治療に比べて，対話の流れが会話から成り立つ支持的精神療法ではより重要なものになる．Gelsoら(1995, 2002)は，逆転移を上手に扱えると，(12セッションで構成される)短期精神療法でのより高い効果が期待できることを実証した．

　以下の対話で，治療者は，患者の非適応的な行動パターンを認識している．

患者：みんないつも私を無視するのです．私はうまくやろうとしています，ご存知のように……，みんなの輪に加わって話をしたり冗談を言ったりするのですが，私が話し終えるとみんなが顔を見合わせて，それからこっちを見て，言い訳をしながら去っていくのです．みんなとても冷静な振りしちゃっ

て．アンディがまさにそうです．彼はどうかしてる，そう言ってやりました．
治療者：輪のなかに入ろうとしたのに，そんなふうに拒絶されてしまうのは，とてもつらいことでしょう．**（共感）**
患者：私を見下すように言うのはやめてください．ジズ，あなたたち精神科医はいつも自分がマザー・テレサであるかのように振る舞います．でも，マザー・テレサは自分のためにお金は取りませんでしたよね？**（非難されたように感じて，治療者の真意を疑うことで攻撃する）**
治療者：うーん．ここでのあなたと私との関係は，先ほどお聞きした職場でのアンディやフレッドとの付きあい方と似ているように聞こえます．あなたから責められると，私は自分がカーッとなってくることに気づきました．もしかしたらあなたは，職場の同僚に私と同じように感じさせているのではないか，と考えてしまいました．ただ，私は，彼らのように感情的に行動することはありません．私はここに座ってあなたとの対話を続けます．私は言い訳もしませんし，立ち去りもしません．**（柔らかい直面化．類似性の描写．治療者は自分の関わり方を改めて述べることで，患者を拒絶しようとするプレッシャーをはねのけ，患者の期待する拒絶を認めないことを伝えた）**
患者：ええ，いいですとも！　今，あなたは私が悪いと言っているのですよね？　怒っているのでしょう．**（とにかく批判されているように感じて，言葉の暴力を続ける）**
治療者：議論になってしまうと，私はあなたの役に立つ仕事ができなくなると思います．そうなれば，あなたも悪口を続けたくなるでしょう．あなたが同僚とうまくやっていくために私と一緒に取り組む課題が，まさに今ここで起こっているようなパターンのことなのかどうかを，あなたに見極めてほしいのです．**（明確化し，逆転移感情からの行動化を引き出すことなく，むしろ改めて課題に取り組むことで逆転移の知識を生産的に用い，高ぶる感情をはねのけて同盟に焦点を当て，患者の治療目標を再強化している）**

　対人コミュニケーション理論の立場からKiesler（2001）は，直接的な感情や行動傾向に比べて，メタファーやファンタジーを用いると相手への脅威が最小

限になるという原則を用いて，効果的な逆転移感情のフィードバックについて論じている．この原則は支持的精神療法のアプローチと非常によく一致している．「私は怒っている．あなたを殴ってやりたい」というよりも，「私は自分がカーッとなっていることに気づきました」というほうが，より安全で，敬意を示すことになり，治療同盟を守ることができる．治療者が逆転移感情を穏やかに表現することは，患者の非適応的なとらえ方を認めないことを伝えるだけではなく，感情を抑制し包み込む（しかし否認ではない）大人のモデルも提供する．患者の敵意に対して，完全に敵対的な反応を返す治療者は言い争っているにすぎない．これは支持的手法として望ましくないだけでない，治療者の敵対的な反応は，治療の予後不良を予測する因子でもある（Henry et al. 1986, 1990）．

脱価値化に対処する

　患者からの脱価値化は苦痛なことであり，境界性もしくは自己愛性の精神病理を持つ患者との治療でよく経験することである．適応的な治療者の対応というのは，報復的になったり患者の怒りの対象から自分自身を外したりするような反応ではなく，治療目標に沿った助けとして患者が理解できるように努めた反応である（Robbins 2000）．治療者は自分の感情を自制し，患者が示す自己愛的側面への怒りも含めて，患者の攻撃によって引き出される逆転移反応を自覚しなければならない．

患者：あなたの書類が必要だったのです．あなたが台無しにしました！　月曜までに書類が必要だと留守番電話にメッセージを残したのに［悪意のある言い方］．あなたは，公立の医学部に入る程度の人間でしかないんでしょうね……

治療者1：［罪悪感を感じながら］本当に申し訳ありません．次からはもっとあなたの気持ちに配慮できればと思います．でも，月曜日は外に出ていたのです．**（現実的に理不尽な要求に対する自虐的な逆転移反応，患者の尊大な自我を満足させるような罪の意識）**

治療者2：[苛立ちを感じながら]あなたはすぐに私を非難して批判的なことをおっしゃいますね．しかし，そのことに対する自分自身の責任は全く取ろうとしない．週末に依頼のメッセージを残したようですが，月曜日に私は外に出ていたのです．（正しいが，**批判的な反論，患者に傷つきと怒りを残すだろう**）

患者：その言い訳はさきほども聞きました！　私にはあなたが必要だった．こうなった以上，どうやってあなたのことが信じられますか？　母が教えてくれた公園通りの精神科医のところに行くべきだった！　彼はハーバード大を出ていて，いつも新聞でコメントを述べているんだ．

治療者3：時々私はあなたをがっかりさせてしまうようですね．最高の関係でも，こうなってしまいます．私は，あなたの望みに完璧に応えられなかったことで，あなたを怖がらせたり怒らせたりしたかもしれません．ただ幸いなことに，あなたの役に立つために私が完璧である必要はないのです．自信を持って言えるのですが，ほかの精神科医であっても役に立つために完璧である必要はないのです．（**信頼のおける慎重な反応．報復的でも服従的でもない大人の健康的な行動のモデルになっている．「ほどよい」治療者の役割を明確化している**）

　治療者は適切な訓練を受け，患者の慢性的な批判や脱価値化に反応して生じる苛立ちや欲求不満や無力感を理解する力を持たなければならない．同僚からの適切なサポートもしくは専門的なスーパービジョンがなければ，治療者は臨床的な魅力や力量を身につけられず，患者に対して退屈するような態度をとるか過度に対立的になるであろう（Rosenthal 2002）．

　共感的関係から距離をおこうとすることは，患者の投影性同一視に対する治療者側の反応としてよくある（Kaufman 1992）．治療者に求められることは，患者の投影を同定して，黙って受け容れたり反論したりすることよりも，まず脱価値化された文脈のなかで弱さと怒りに対処することである．このような対処は支持的精神療法の原則と一致し（Robbins 2000），患者に理想化転移を許すことになる．理想化転移によって，患者は理想化した治療者との関係性のなか

で安心感を体験することができ，それが修正感情体験へとつながる(Alexander and French, 1946)．しかし，不満ばかり言って助けを拒否する人〔第5章「支持的精神療法の全体的な骨組み」(125頁)参照〕のような特定のタイプの患者は，治療者の介入と開示が浸透しない転移状態に留まることもある．しかも，病因となった自己と他者に対する信念は，治療者が繰り返し患者に関わり問題解決に向かおうとすることによってさらに確証されてしまう(Sampson and Weiss 1986)．

結論 | Conclusion

　確固たる治療同盟は，精神療法の治療成果の強固な予測因子であり，支持的精神療法における治療的変化の基盤となる．それゆえに治療者は治療同盟を築いて維持することに尽力する．表出的精神療法と同様に，支持的精神療法においても，治療者は転移現象を観察し追跡するが，陰性転移による影響で治療が妨げられる可能性がない限りは，一般的に支持的精神療法では転移現象を議論や解釈の対象とはしない．支持的な治療において，治療者は明確化や直面化をよく用いるが，解釈を行うと，それは不完全もしくは不正確なものとなる．支持的精神療法において，防衛は，それが不適応的でない限り直面化を行わないため，治療者は支持的技法による抵抗への取り組みを学ぶことができる．また，臨床家は，逆転移に適切に対処して治療成果につながるように，常に逆転移の潜在的な役割に気をつけていなければならない．

7.

危機介入

Crisis Intervention

歴史と理論 | History and Theory

　危機介入は，第二次世界大戦中に戦場に曝された兵士を治療する必要性から始まった．第一次世界大戦では，戦闘疲労(combat fatigue)ないしは砲弾ショック〔現在のいわゆる心的外傷後ストレス障害(PTSD)〕になった兵士は，早期の介入が精神疾患罹患率を低下させる可能性があるという観察結果があったにもかかわらず，治療されないまま，すぐに前線から外された(Salmon 1919)．これらの兵士たちはしばしば退行し，慢性的な障害をきたすことさえあった．第二次世界大戦の時には，兵士たちは危機介入法を用いて前線または前線付近で治療され，すぐに戦闘部隊に戻された(Glass 1954)．

　第二次世界大戦の期間中，Lindemann はボストンのココナッツグローブナイトクラブの火災の生存者とその親族の調査を行った．一人ひとりが急性の悲嘆を経験し，その死別に対処できないでいた．Lindemann(1944)は自身の画期的な論文のなかで，通常の悲嘆と病的な悲嘆を比較し記述した．生存者とその家族では，喪のプロセスを経て喪失を体験する，必要な「グリーフワーク」が役に立っていた．Lindemann の同僚の Gerald Caplan(1961)は予防精神医学の分野の研究を始め，コミュニティのメンタルヘルス活動のための理論の基盤作りに貢献した．Lindemann と Caplan は危機介入アプローチの早期の最も重要な理論家に属する．

ParadとParad(1990)は**危機**を"安定した状態のなかでの動揺，改善か悪化へのターニングポイント，家族の正常なもしくは通常の機能パターンの崩壊もしくは破綻"(pp.3-4)と定義した．危機が起こるのは，通常の機能パターンを破綻させるような状況にその人が遭遇し不均衡が生じた時である．一般的に，危機は，大惨事もしくは災害(例，地震，火災，戦争，テロ)，人間関係の破綻もしくは喪失，レイプ，もしくは虐待などの危険な出来事もしくはストレス要因によってひき起こされる．危機は，ひとつの大きな出来事ではなく，困難な出来事もしくは不運が続いた結果起こることがあるし，外的および内的ストレスへの反応としても起こりうる．危機の間，人は生命，欲求，安心感，関係性，およびウェルビーイングが危険にさらされていると感じる．危機は時間限定であることが多く，一般的に2～3か月以上続くことはない．持続期間は，ストレス因子と，ストレス因子に対する個人の知覚と反応によって決まる．

　危機状態は，身体的，心理的な悪化をきたさず，個人的な成長をもたらす場合もある(Caplan 1961)．危機は，精神構造と防衛を攻撃し，不安定な状態にするが，そうすると，個人が治療を受け入れやすくなるので，成長の可能性が生まれるのである．Davanloo(1980)は，患者が内的生活にアクセスし，それによって非適応的な感じ方，考え方，そして行動の仕方を変えるために，深く根付いた防衛を壊すものとして危機をとらえ，彼の短期力動的精神療法に危機から生み出されるものを組み込んだ．

　危機介入は，ホメオスタシスのバランスを回復させ，ストレス因子への脆弱性を減じることを目的とした治療的プロセスである．治療者は，患者の能力とソーシャルネットワークを働かせ，安定を取り戻すための適応的なコーピングを促進させるように手助けすることによって，ホメオスタシスを達成する．危機介入は緊急の問題の解決に焦点づける短期のアプローチであり，圧倒するようなストレスの挑戦と脅威に患者が対応できるように手助けする治療のレパートリーすべてを含んでいる．

　ストレスに対する個人の反応は，年齢，健康状態，パーソナリティ，これまでに経験したストレスフルな出来事，サポート体制と信念体系，そして基底にある生物学上のもしくは遺伝的な脆弱性を含む多くの要因の結果である．トラ

ウマとなる出来事は，愛する人の死，レイプ，強盗に遭うという体験，交通事故に巻き込まれることなど，ありふれていて多種多様なものであり，個人的なものである．その他，自然災害もしくはテロ攻撃といったトラウマは，現場に居合わせていない人も含め，多くの人を巻き込む可能性がある．しかも，そのトラウマとなった出来事の強さと種類は，患者の対処能力と同様に重要である．時には，ひとつの出来事では起こらないが，トラウマとなりうる出来事が続くことで，危機が生まれることもある．例えば，喪失が続いたことで，はじめの喪失では起こらなかった危機がひき起こされることがある．喪失とは，死，別離，病気，経済的な損失，失職や職務，地位の喪失などである．

　危機介入と精神療法は技法と治療期間が重複するところがあるため，区別が曖昧なことが多い．危機介入は一般的に1～3回であるが，短期の精神療法は数回から20回で，それ以上にわたるセッションが行われることがある．この章では，**危機介入**という用語を，2, 3回以上にわたって行われる，危機に関連した治療として用いる．この包括的な危機介入法は，多くの異なる治療法，すなわち，力動的支持的精神療法，認知行動療法，ヒューマニスティック精神療法，家族療法，システムズアプローチ，そして適応があれば薬物療法が基礎となっている．システムズアプローチは，ソーシャルサービス機関と連携したり紹介したりすること，聖職者，モバイル危機介入チーム，自殺ホットライン，法律相談機関などの活動を広く網羅している．近年，危機介入の焦点は，様々な形態のデブリーフィングという様々な形式を用いた危機管理と予防に向いている．

評価 | Evaluation

　Caplan（1961）によれば，危機状況下での患者の評価は自我アセスメントが鍵となる．評価は，1）ストレスに対処し，自我の構造と安定を維持し，現実に対処する患者の能力を検証することと，2）問題解決とコーピングの能力を評価すること，の2つによって構成される．

　危機状態にある患者の評価は，徹底的になおかつ詳細に行われなくてはなら

ないが，原則は初回のセッションで仕上げるべきである．タイミングよく評価を行うことが重要な意味を持つ．なぜなら，それによって治療者は症例の見立てと治療計画を立てることができ，すぐに治療を開始することができるからである．患者は危機的状況にあり，苦境から解放されることを求めてきているため，評価の面接であって治療的であるべきである．評価は第3章「評価，症例の定式化，目標設定」(41頁)で説明されたプロセスに沿って進められるべきであるが，トラウマ状況，促進因子となる出来事，および自己と他者への危険性にも注目すべきである．患者がその出来事の犠牲者なのか目撃者なのかということと同じように，その出来事をどのようにとらえ感じたか，を含むその人のトラウマ体験も重要である．治療者はまた，1)患者の現在の感情，不安レベル，および希望の感覚，2)患者がどのようにトラウマに対処しようとしているか，を評価する必要がある．

次のエピソードは，包括的な支持的精神療法−危機介入のアプローチにおける評価プロセスを描き出している(DVDの症例5，セッション1を参照)．2001年世界貿易センターへの攻撃の6か月後に始まった4つのセッションからの抜粋である．

症例 5 | **危機介入**

セッション1

　44歳の警察官，ウィリアムは不安と抑うつ気分があり，仕事をすることができず，人生に何の楽しみもみいだせずにいる．彼は背が高く，筋肉質で立派な体つきの人物である．初回のセッションで，ウィリアムは最近遭遇したトラウマ体験について話した．

治療者：どのようなことでお困りですか？

ウィリアム：とにかく私の人生は問題だらけなのです．働くこともできず……眠れず……とにかく何に関しても楽しむということができないのです．（複数の症状を訴える）

治療者：なるほど，働けず，眠れず，人生の楽しみもみいだせないということですね．それはいつ頃からですか？（要約し，その症状がいつから始まったのかを確かめる）

ウィリアム：もう6か月になります．でもこの数か月，さらに悪化しているようです．

治療者：6か月前に始まったということですね．その時何かありましたか？（疾患エピソードの始まりに注目しはじめる）

ウィリアム：9.11です．まず最初に，ほかの3人の警察官とともに現場に送られたのです．それは恐ろしい光景でした．今でも信じられません．（2001年9月11日に起きた心的外傷体験について話し始める）

治療者：では，ご存じのように，そのことについてできるだけ詳しく共有することは重要なことです．簡単なことではないでしょうが，あなたが世界貿易センターにいた時何が起きたか話していただけますか？（そのトラウマとなった出来事の詳細とウィリアムに与えた影響に着目しようとする）

ウィリアム：現場に行って……私は外で待つよう指示を受け，仲間は中へ入っていきました．彼らは二度と戻ってきませんでした……．仲間と一緒にいるべきだったのに！［泣き始める］（感情があふれ，おそらくは罪悪感でいっぱいになっている）

治療者：それはとてもおつらいことだと思います．（共感して返答する）

ウィリアム：はい．外で待って，市民が建物に入らないよう人の出入りを監視するよう指示を受けたのです．

治療者：あなたは外にいて，彼らは中に入っていった……．それで何が起きたのですか？

ウィリアム：外に立ってふと上を見上げました．呆然としました……．人

が飛び降りるのが見えたのです．

治療者：何ということ！　それは恐ろしかったでしょう．**（感極まって返答し，共感する）**

ウィリアム：はい．男の人も女の人もいました……．彼らは手をつないで……飛び降りていました［すすり泣き始める］．**（さらに細かい状況を説明する）**

治療者：それはお気の毒です．そんな恐ろしいことを体験したなんて．なんて恐ろしい！　それは本当にお気の毒です．**（感極まって返答し，共感する）**

ウィリアム：それは始まりにすぎなかったのです．そして突然，建物が揺れ始めて，そして，信じられなかったのですが，建物が崩れ落ちて，私は生き埋めにされてしまいました．そして突然，見上げると妻と息子が手をつないで私に笑いかけ手を振っていました……．自分は死んだんだと思いました．

治療者：建物の下敷きになり，奥さんと息子さんが見えたんですね．あなたは死んだと思った．その状況をどう抜け出したのですか？**（状況を明確化して振り返り，褒めながら，さらに探り続ける）**

ウィリアム：はじめは完全に麻痺していました……．何も考えられませんでした．完全に混乱して……．ミイラにでもなった気分でした……．すぐには動けませんでした．

治療者：それで？

ウィリアム：目に手を伸ばし，目や耳のあたりの周りのものを取り除き始めました．そして立ち上がり，気づいたのです，まだ生きているのだと．どう抜け出したかわかりません……．近くに女性が見えました．彼女はひざまずいていて額から血を流していました．私は彼女を抱え避難所に連れていきました．それからまた中に戻り，男性を見つけて同じく避難所へ連れていきました．**（恐ろしい試練にもかかわらずウィリアム**

は勇敢に行動をした）

治療者：では，あなたは2人の人を救出したんですね！ ご自身が大変な目にあった後に，その後2人の命を救ったのですね！（**彼の英雄的な行動への賞賛を伝える**）

ウィリアム：ええ，でも……一緒に出動した仲間は……，彼らは出てきませんでした．一緒に行くべきだったのに．そのことが頭から離れないのです．（ウィリアムは**勇敢な行動をし，治療者はそのことを称えているが，彼は仲間の警察官と共に建物の中に入らなかったことを後ろめたく思っている**）

治療者：あなたは英雄です．しかし，それでもなお，彼らと一緒に行くべきだったと思っている．3人もの仲間を失い，どうしようもなくつらい気持ちになられたことでしょう．（賞賛し，**仲間は全員死んでしまったがウィリアムは生き残ったという事実に着目し始める**）

　これは危機状況にあるPTSDを抱えた患者を評価する過程の一部を描写したものである．評価の後半では，仲間はビルに入ったが自分は後に残ったという罪悪感，および彼の不安と抑うつの程度を評価している．ウィリアムの現在の家庭状況も彼の生育歴と同時に検証する．すると次のような情報が浮かびあがった．

　ウィリアムは恐怖の体験以降，非常に不安な様子で，涙もろくなっている．家庭では落ち着きなく歩き回り，2001年9月11日に起きたことを常に思い返している．大きな音に驚愕反応を示し，ビルの崩壊，人が飛び降りている様子，妻と息子が見えたなどのフラッシュバックに悩まされている．ウィリアムは悪夢を見るので睡眠を避けている．集中力がなくなり，ほとんど活力がなくなり，無力感を抱き，人生に何の楽しみも感じることができなくなっていた．仕事にも復帰できず，9.11のこと

を思い出させる可能性があるものを避けるように生活している．以前の仕事の実績は極めてよく，勇敢な行為で何度か勲章を受けたこともあった．

　ウィリアムは中級階級の家族に育ち，母親との関係も良好であった．彼が15歳の時に父親は亡くなった．父親との関係はよくなく，ぶつかり合っていて，そのことが原因で父親に対して複雑な気持ちを抱いていた．この気持ちは父親が亡くなる時にも解決せず，おそらく彼がボディビルを重視し，強い男性のイメージに重きを置いているのもそれが一役買っていると考えられた．

　治療者は，ウィリアムがPTSDを持っていると診断した．患者は，トラウマを抱える以前は父親との解消されない問題があったものの，よく機能していて，対処スキルも高かった．現在の彼の対処スキルは十分ではないが，協力的な妻がいて，精神療法に積極的な様子である．彼とともに設定した目標は，症状を改善し職場に復帰することを含んでいた．治療計画では，治療開始時に支持的で前向きな治療関係を築き，その後は曝露療法と認知再構成法を使って症状軽減に取り組む計画を立てた．SSRIなど不安と抑うつに対する薬剤もまた適応となる可能性がある．治療が進めば，なるべく早く職場復帰できるように支援することが主要な焦点になるだろう．

治療 | Treatment

　危機介入に使われる治療的アプローチには，主に短期支持的精神療法の技法が用いられ，それは，治療焦点と治療者の高い活動レベルを維持することによって構成される．つまり，明確な目標設定がなされていること，期間が限られていること，そして様々な支持的介入と認知行動療法的介入である．そし

て，最も重要なのはしっかりとした治療関係を築くことである．様々な危機介入への体系的アプローチが記載されてきている（James and Gilliland 2001；Puryear 1979；Roberts 2000）．

　危機介入への体系的なアプローチでは常に，評価，患者の安全確保，ラポールの確立，希望があること，支持的介入，前向きの行動と計画が重視される．評価の重要性は前述の「評価」の項で論じた．患者の安全を確保することは評価過程の一部であり，患者の安全に問題がある時には治療の間ずっとモニターすべきである〔本章の後編「自殺」(183頁)の項を参照〕．ラポールを構築して，希望を持てるようにするのは，すべての形態の精神療法で重要であり，治療同盟を育む主要な要素になる．治療同盟は，精神療法が奏効する最良の指標になることが示されてきた（Gaston 1990；Horvath and Symonds 1991）．同盟の主要な要素は（Gaston 1990），患者の治療者との感情的絆，目的を持って治療者と協働的に取り組める患者の能力，治療者の共感的な理解と関わり，そして治療目標と治療課題に関する患者と治療者の合意である．支持的介入もしくは共感的介入は同盟を促進するのを助け，それによってトラウマへの反応からの脱却を目的とした曝露療法を行うことができるようになる．前向きの行動と計画は構造を作り出して，患者の自己評価を高め未来への希望を与える．DVDの症例5では，9月11日の出来事を原因にPTSDに悩まされる警察官ウィリアムの第2,4,そして5回目のセッションが続く．これらのセッションは包括的な支持的精神療法による危機介入アプローチの治療過程を示している．

症例5　　　　　　　　　　　　**危機介入（続き）**

セッション2

　ウィリアムは支持的精神療法・危機介入の1回目のセッションを終えた．それに加えて，SSRIによる薬物治療が始まり，その服用量は治療過

程のなかで治療レベルまで徐々に増量された．次の2つのセッションは基本的に，支持的介入を用いて，安全で前向きな治療関係を構築する方向性を持つものである．患者の2回目のセッションの一部を次に示す．

ウィリアム：妻は私に彼女のことを気にかけず無視をしていると言います．でも何も話す気になれないし，やる気にもなれないんです……とにかく話す気になれないんです．（トラウマの原因になった**出来事を話さず妻からの不平の話から始まる．おそらく守りに入った**）

治療者：先週の1回目のセッションでは，あの恐ろしい9.11の日にあなたに起きたことや，あなたの今までの生活，そして，少しだけ奥さんと息子さんとの関係について見てきましたが，今日は奥さんとの今の関係についてもう少し深く掘り下げてみましょうか．（ウィリアムはまだ**トラウマをひき起こした出来事を話す準備が現時点ではできていないようなので，その話題に戻る前に，治療関係を確立するために，彼の妻との現在の問題について話すことを選ぶ**）

ウィリアム：ええ，キャシーは私のところに来て話そうとするのです……私に話をさせようとするんですが，話す気になれないのです．まだつらすぎるのです．（彼が圧倒されていることを示しており，それは**治療者と話す気持ちを暗示しているかもしれない**）

治療者：話すのはとてもつらいことですよね，わかりますよ．おそらく，もう少し楽に話せることがあると思いますが．（**共感的に返答する．そしてウィリアムにそれほど苦痛でなくそれほど不安も誘発されず葛藤的でない領域に焦点を当てるよう依頼する**）

ウィリアム：9.11の出来事を話すことは本当につらいです．でも息子についてのことや，家のことについては話したいです．庭の手入れをしたいです．

治療者：そのことは奥さんに話すことができたのですね，家のことや息子

さんのことなどは，奥さんと気分よく話せる話題はどんなことか教えてください．

　治療者は，ウィリアムが家で会話することが困難であり，そしておそらく治療者と会話にも困難を感じているようだということに気がついた．しかし彼が自発的に話しているので，治療関係について話し合うことはやめて，その代わりに，まずウィリアムが妻と話せる具体的な領域に焦点を当てはじめた．具体的なことに注目すると不安が和らぐ．このことは支持的精神療法と危機介入の両者にとって非常に重要である．

ウィリアム：妻は息子を泊まりがけのキャンプに行かせたいのです．でもどうなんでしょうか，息子はどちらかというとスポーツマンタイプではないし，サックスを演奏するのが好きなのです．うちにいたほうがいいんじゃないかと思うのです．（**息子に自分と一緒に家にいてほしいという願望を示す**）

治療者：息子に家にいてほしいから奥さんの意見には反対した，ともとれますね？（**明確化する，暫定的に述べる**）

ウィリアム：息子が側にいるのは好きですね．（**妻との対立は無視し息子のことを話題にする**）

治療者：そうすると，あなたは息子さんにあなたの側にいてほしいけれど，そのことを直接奥さんには言いづらいということなのでしょうか？（**支持的アプローチを用いて再び妻との対立に話を戻し，同意するかどうか尋ねる**）

ウィリアム：なるほど，そうかもしれません．私には，それが何で，自分は何がしたいのか明確にすることができないのです．本当にわからないのです．（**同意するが，妻に対して受動的で優柔不断になる**）

治療者：今年の夏は息子さんに家にいてほしいけれど，直接奥さんにはっ

きり言うことは難しい．だから，彼女と話すことをためらいつつ，なおかつ彼女に苛立ちを覚えているということですか？ (**息子に家にいてほしいというウィリアムの願いと，妻との間の悩みに対する受動的で気をそらすような防衛的態度を解釈する．再度，フィードバックを求めるという支持的アプローチを用いてウィリアムが圧倒されないようにする**)

　治療者は，ウィリアムが妻とのコミュニケーションに困難を抱えている具体的な例を求めた．その話題に特化した具体的な例を患者から提供してもらうことは常に，物事を一般論のままで話すより好ましい．患者が一般論で話す，患者が心のなかで思っていることを理解することが難しくなる．しかも，治療場面では，混乱し不明確な状態に患者を置いておくことは助けにならない．

　治療者は息子に家にいてほしいとウィリアムが思っていることを理解して，その願望をウィリアムに明確化することができた．治療者は様々な支持的アプローチを行っている．転移に取り組むかわりに，治療者は患者の現在の生活と妻キャシーとの不和に集中し続けた．支持的精神療法では一般的に，陰性のものでない限り，転移には取り組まない．そのかわり，治療者は患者の生活で今起こっている問題と治療者との現実の関係に集中する．明確化は，患者に負担をかけたり，期待を押しつけたりすることがないことから，支持的アプローチとして用いられる．しかも，治療者は，ウィリアムが妻を避け煩わしく思っているということと，妻の希望どおり息子を夏のキャンプに行かせずに家に置いておきたいという彼の願望とを関連づけることができている．

　支持的精神療法では，感情を追求することは一般に避けられ，このセッションでも行われていない．しかし，世界貿易センターの悲劇の結果であるウィリアムの情動体験は，曝露療法がセラピーの後半で使われる時に扱う必要が出てくるだろう．

治療者は，初めの3回のセッションで患者とのよい関係が築かれたと判断した（セッション3はDVDに含まれていない）．そのために，次のセッション4と5で示すように，支持的な枠組みのなかで曝露療法を試みることによって，トラウマ体験を徹底操作させることが可能になった．

セッション4

治療者：ウィリアム，9月11日に戻って，あなたに何が起きたかについて掘り下げてみようと思います．あなたの経験したことを一緒にみることができれば，あなたはその経験をよりうまく処理できるようになり，生きていけるはずです．どうですか，話してみませんか？（**ウィリアムがトラウマとなった経験を掘り下げてみることに同意を求める．同意を求めることは，アジェンダを設定するという支持的技法に含まれる**）

ウィリアム：それでよくなるなら，前より話せると思います．

治療者：話せそうと感じられ，前進できるのはよいことです．では，世界貿易センターに行った日を振り返ってみましょう．いいですか？（**ウィリアムを賞賛し，セッションの進め方を計画する際のパートナーとして彼を参加させる**）

ウィリアム：わかりました．

治療者：あなたとあなたの仲間が世界貿易センターに送られたのはいつ頃ですか？（**ウィリアムのトラウマとなった体験の詳細を探索することから始める**）

ウィリアム：朝です．2番目の飛行機が衝突したあとです……私たちは車で行きました．

治療者：車で到着した時，どんな体験をしましたか？

ウィリアム：火が上がっていました．私たちはもうその時には攻撃だとわかっていました．巡査部長に会いました．彼は私に誰もなかに入れないよう外で見張っているよう命じました……以前にも話したように．

治療者：その時はどうでしたか？　つまり，仲間がビルのなかに入っていって自分だけ外に残るというのは．(**ウィリアムが残りたくなかったことと，仲間うちで唯一の生存者になったことに罪悪感を感じていることに気づいている**)

ウィリアム：仲間と一緒に行きたかったんです．

治療者：それでどう感じましたか？(**初めて治療者はウィリアムの気持ちを尋ねる．曝露療法では，セッション中ある程度制御されたなかで，患者が体験した感情を探ることを頼りに行われる**)

ウィリアム：突っ立っているだけで，役立たずになった気持ちでした．イライラしました．外に残りたくなかった．

治療者：よくわかります．でも残るよう命令を受けたのですものね．(**支持的技法としての許し**)

　治療者はウィリアムが残るように指示されたことを強調したが，それはウィリアムが，評価面接の間ずっと，外に残ったことに罪悪感を抱き，葛藤を感じていると思えたからである．治療者は，このことに対するウィリアムの認知の歪みと想定できる生存者の罪悪感を取り上げるための土台作りをしている．

　セッションでは，それに続くトラウマ的な出来事が，詳しく語られる．

ウィリアム：私は通りに立っていました．すると突然ビルから人が飛び降りてくるのが見えたんです．その中には火に包まれている人もいました．

治療者：なんて恐ろしい！　あなたはどう感じましたか？(**さらに探索し脱感作するために共感しながらウィリアムの気持ちを尋ねる**)

ウィリアム：とても見ていられませんでした［すすり泣き始める］．とても信じられませんでした．男女が飛び降りていました．手をつないでいました［はた目からわかるほど震えて不安になる］．

治療者：そんな状況なら，誰でも困惑し，震えて泣いてしまいますよ．
（標準化という支持的技法を用いて共感しながら明確化する）

　治療者はウィリアムのトラウマのもとになっている体験を詳しく聞き，患者の不安の程度をモニターして，不安の強さを対応できる範囲内に保つようにした．そして，患者の不安が高くなりすぎると，治療者は，話のスピードを落とし，漸進的筋弛緩法と深呼吸を使って不安を軽減するようにした．曝露療法に一般的に用いられるそれらの技法に加えて，保証のような支持的介入も用いられる．

　9.11 で患者が経験した出来事，つまりビルの崩壊，瓦礫の下敷きになりそうになったこと，妻と息子の幻覚，その時死んだと思ったことなどを詳細に探りながらセッションが続く．治療者はこの経験を細部にわたって聞き出し，共感を示しながら患者の不安を注意深く観察する．ウィリアムが見た妻と息子の映像，2 人が手を繋いでウィリアムに別れの手を振っていた光景について話している間中，ウィリアムは，はた目からわかるほど震え出し強い不安を示したが，それは当時彼が自分は死んだと信じ込んだからである．治療者は探索を中断し，深呼吸などの不安を和らげる技法を始める．

セッション 5

　セッション 5 は，前回のセッションから今回までの間の患者の不安レベルについて話し合うところから始まる．支持的精神療法の目的は不安レベルをできるだけ低く保つことなので，この情報は重要である．ウィリアムは前回セッション後，問題になるほどの強い不安を感じていないようである．

治療者：今回も 9 月 11 日にあなたに起きたことについて探索を続ける用意はできていますか？（ウィリアムが曝露療法を続けることができるか確認する．再びアジェンダの設定という支持的技法を使用）

ウィリアム：はい，続けて大丈夫です．

治療者：あなたはとても強く，立ち直る力のある人ですね．では，前回中断したところを取り上げましょう．あなたが奥さんと息子さんを見たあとのことです．大丈夫ですか？〔**褒めている（支持的介入），再びウィリアムのトラウマ体験を探索し始める**〕

ウィリアム：はい，自分が本当に死んでいないということに気づき始めて，周りにあった顔や耳や目の周りの瓦礫を押しのけ始めました．瓦礫は私を覆っていました．（**特に困難なく続けている**）

治療者：それでは，まだ生きていると気がついてどう感じましたか？

ウィリアム：本当に安心しました．神に感謝しました．ありがとう神様，私は無事なんだと．それで，起き上がり，ひざまずいている女性を見ました．彼女は頭から血を流していて，血は彼女の顔を伝っていました．まず思ったのは，彼女を助け出して避難所に連れていかなければ，ということでした．

治療者：そうですか．あなたは自分が打ちのめされ，自分は死んだとさえ思ったにもかかわらず，それでも，その数分後には瓦礫から女性を引き上げ救助することができた．驚くべきことです！（**その賞賛と感嘆とが明らかに現実に基づいていて，かつ受けるに値するものであるならば，賞賛したり感嘆の念を表したりすることはともに有用な支持的介入である**）

　治療者は話を進めて，ウィリアムが瓦礫から抜け出した後の，次の数時間について詳しく聞いていく．それには，男性を救助したこと，病院に行って裂傷を縫合したこと，ビルに入った3人の警官が亡くなったと知ったことなどが含まれている．ウィリアムが強い不安を示したり悲しみに圧倒されることがない限り，後の数回のセッションでこれらの体験をすべて十分に探っていくことになる．

ウィリアムの治療では，支持的な関係を背景にして曝露療法が用いられている．治療者は，数回のセッションにわたって，ゆっくり，そして詳細に患者のトラウマ体験をたどることを通じて患者を理解することができる．治療者は，ウィリアムが圧倒されないように不安レベルを観察する．患者の覚醒度があまりにも高くなってしまった時には，治療者は曝露療法を中断し，賞賛と保証，リラクセーション療法など様々な支持的療法を用いる．同時に，4人の警察官のグループで唯一の生存者になってしまったという彼の過度の罪悪感を再構成するためには，多くの作業が必要になる．治療者は，仲間と世界貿易センターのなかに行くべきだったという彼の考えを見直すことができるように，ウィリアムの自責の認知に挑戦する．治療者は「あなたのように悲劇を乗り切った多くの人は，罪悪感を感じるものです」と述べて，生存者の罪悪感という概念をウィリアムが理解できるように手助けする．

　10回のセッションを過ぎると，ウィリアムは徐々に回復し，仕事に復帰し，妻と息子とも穏やかに過ごすことができるようになる．まだ不安と悲しみのエピソードはあるが，彼はそれに対処できるようになり，服薬も続けている．再発予防のため，1か月後と3か月後にフォローアップのセッションが予定されている．

自殺 | Suicide

　自殺の予測が難しいのは，ある個人について自殺の危険性を評価する信頼性のある方法がないからである（Fawcett et al. 1993 ; Pokorny 1983）．自殺を予測しようとする場合，主な問題が2つ存在する．ひとつは，同定しようとしても，あまりに偽陽性が多いこと，もうひとつは，多くの自殺既遂例の見落としがあるということである．しかしながら，自殺既遂の90％以上は，その少し

前に重度の精神疾患にかかっている個人に生じている(Fawcett et al. 1993). 最も多い診断は，大うつ病，慢性アルコール依存症，薬物乱用，統合失調症，境界性パーソナリティ障害，双極性障害，そして摂食障害である．希死念慮のある患者に注意深く徹底的なアセスメントを行うことは，診断を下して適切な治療を行うために重要である．危機介入アプローチは，薬剤投与とともに行われるが，希死念慮のある患者の治療でしばしば重要な役割を果たす．

リスクの評価

　希死念慮や自殺企図は珍しいことではなく，すべての患者に希死念慮や自殺企図について確認することが不可欠である．自殺企図歴があると自殺のリスクが高くなる．自ら命を絶つ方法について綿密な計画を立てている人は，自殺の計画が曖昧であったり不十分であったりする人に比べると自殺のリスクが高い．希死念慮を持つ患者が命を絶つための手段(例えば拳銃)を持っている場合にはリスクが極めて高くなる．家族の強力なサポートもしくは重要な他者の存在は自殺のリスクを低下させる効果がある．絶望感，悲観主義，攻撃性，衝撃性，および病的な不安は予後不良の徴候である．また，別離や離婚，死によって重要な他者を失ったことも要因になりうる．

　逆説的ではあるが，自殺で亡くなった患者の半数以上が，死の1年以内に医者にかかっていて，自殺願望を否定したり，そんなことは考えないと伝えていた(Clark and Fawcett 1992). これらの人たちは，多くの場合，直接または間接的に親しい友人や親類に命を絶とうと考えていると話している．このことは，医師は自殺のリスクのある患者の親類や友人に必ず尋ねる必要があることを示唆している．

　Fawcettら(1990，1993)は，自殺のリスクを急性と慢性に区別した．急性のリスクのある患者は重篤な不安，よくないことが起こるという考え，不眠，快感消失，焦燥感，およびアルコール乱用の問題を抱えていることが多かった(Busch et al. 2003). 慢性的リスクのある患者の場合は，自殺念慮と計画，自殺企図歴を持つなど，より典型的な危険要素が認められた．

　自殺のリスクは，病院に入院して1週間と退院したあとの1か月，また精神

病性障害から回復した早期の段階で最も高くなる(Hawton 1987).

治療

　急性の自殺の危険性があると判断した時には，入院が適応となる場合がある．もし入院させられない場合，もしくは絶対的に必要ではない場合には，治療者は患者と一緒に時を過ごせて患者をひとりにせずにいられる重要な他者に協力を求めなくてはならない．治療者は，必要な時に患者または患者の家族や友人と連絡が取れるようにしておく必要があり，彼らに24時間の電話相談サービスや最寄りの救急外来の情報を伝えておくべきである．薬物治療が患者の不安や興奮，抑うつを和らげるために必要な場合も多い．治療セッションの頻度は患者の必要性に応じて変動する．継続的なサポートと環境調整のため毎日セッションを行う場合もある．したがって，危機介入の期間は，同じ臨床医が診ることが重要である．焦点を当てるべき重要な課題は，絶望感と悲観主義である．賞賛，保証，そして認知再構成などの支持的アプローチは，患者の自己に対する否定的もしくは歪曲した認知を弱めて，自己評価を高めるのに役に立つことが多い．その場合も同様に，良好な治療関係を構築し維持することが不可欠である．

危機介入 vs 精神療法　│ Crisis Intervention Versus Psychotherapy

　この章の冒頭の項「歴史と理論」(167頁)で述べたが，危機介入の理論は，力動的支持的精神療法，認知行動療法，人間主義的治療，ヒューマニスティック精神治療，家族療法，システムズアプローチなど多くの心理学的アプローチがもとになっている．危機介入は時間が限られていて，心理的洞察，パーソナリティの問題，もしくは精神疾患には焦点を当てない．危機介入を受けている人は一般に，人生を崩壊させてしまうほどのトラウマ体験をしたために，過渡期にあったり，落ち着きを失っていたりする．介入の目的は，その人がストレスフルな体験に取り組み，安定を取り戻し，危機前の機能レベルに戻れるように，もしくは，患者がさらに治療を必要とする場合に，ケアの次のレベルに

表 7-1　危機介入 vs 精神療法

	危機介入	精神療法
状況	予防	回復
タイミング	即座：ストレス因子または急性代償不全となったすぐあと	遅延：ストレス因子または急性代償不全となったしばらくあと
場所	ストレス因子または急性代償不全が生じた場所の近く：必要であればどこでも	安全で安心できる場所
継続期間	典型的には1〜3回	必要と希望に応じて
提供者の役割	能動的　指示的	誘導する　協同的　協議的
戦略上の焦点	意識的過程，環境内のストレス因子もしくは要素	発症の意識的，無意識的原因
時間的焦点	今ここ	現在と過去
患者の期待	症状の緩和，障害の軽減，指示的，サポート	症状の軽減，障害の軽減，人間的成長，ガイダンス，協力
目標	安定，障害の軽減，元の状態への回復，もしくは次のレベルのケアへの移行	症状の軽減，障害の軽減，発症機序の修正，人間的成長，人間的変革

Source. Aguilera et al. 1970; Artiss 1963; Everly and Mitchell 1998; Koss and Shiang 1994; Salmon 1919; Sandoval 1985; Skaikeu 1990; Spiegel and Classen 1995; Wilkinson and Vera 1985.
Reprinted from Everly GS Jr, Mitchell JT: *Critical Incident Stress Management (CISM): A New Era and Standard of Care in Crisis Intervention*, 2nd Edition.
Ellicott City, MD, Chevron Publishing, 1999. Used with permission.

移っていけるように手助けすることにある．

　危機介入は，精神療法と様々な点で異なっている（概要は**表 7-1**）．危機状態は，できるだけ早く，ストレッサーやトラウマの原因となった出来事を経験した直後に行われる．これは期間限定的であり，治療者は能動的で，支持的，そして指示的である．支持的精神療法と同様に（表出的精神療法とは対照的に），過去や転移ではなく，今ここでの課題に課題を当てる．

緊急事態ストレスマネジメント | Critical Incident Stress Management

　緊急事態ストレスマネジメント（CISM）は，元来，救急隊員へ適用するために発展してきた．しかしながら，その適用範囲は，深刻なトラウマにさらされた人々に広がった（Everly and Mitchell 1999；Mitchell and Everly 2003）．CISM は，個人またはグループに行われる包括的で統合的な危機介入アプローチである．CISM の構成要素は**表 7-2** にまとめてあるが，それには次のようなものが含まれている：専門家および救急隊員の個人に対する，および集団に対するストレスマネジメント教育とトレーニングを含む危機前の準備；救助隊員と市民に対する，災害，テロ，その他大きな出来事についての要点説明；評価とトリアージを確認し症状を緩和するためのデヒュージング（すなわち即座に行われる小グループでのディスカッション）；トラウマストレスによる障害を軽減し，気持ちの整理を促進し，症状を緩和するための，個人または集団向けの緊急事態ストレス・デブリーフィング（CISD）（Mitchell and Everly 1996）；個人または家族への危機介入；さらに進んだアセスメントと治療のためのフォローアップと紹介．

　トラウマ的出来事のあとの典型的な CISD は，1〜3 時間の 1 回のセッションで行われる介入を受けている被害者の集団を含む．PTSD ストレス障害もしくはその他の障害を予防するための 1 回のセッションで行われるデブリーフィングの効果は，近年疑問視されている．van Emmerik ら（2002）は，トラウマ後 1 か月以内に行われた単発セッションのデブリーフィングに関するメタ解析を行い，CISD はトラウマからの自然な回復の助けにはならないと発表した．しかしながら，このような単発のセッションでも直後の苦痛を軽減してその後の治療に患者を紹介しやすくすることはあるかもしれない．トラウマ的出来事の 1 か月以内に行われた，心理教育，曝露，および認知再構成を含む認知行動的治療によって効果が得られている（Bryant et al. 1999；Foa 1997；Foa et al. 1991）．

表 7-2 緊急事態ストレスマネジメントの主な構成要素

介入	タイミング	きっかけ	目標	介入対象
危機前の準備	事前	危機の予測時	予測の設定,コーピングの改善,ストレスマネジメント	個人,集団,組織
任務解放とスタッフコンサルテーション(救助者)	任務解放時	危機発生時	情報提示,コンサルテーション,心理的緩和,ストレスマネジメント	組織,大集団
危機管理要点説明(市民,学校,企業)	危機発生後いつでも	危機発生時	情報提示,コンサルテーション,心理的緩和,ストレスマネジメント	組織,大集団
緊張緩和	危機発生後(12時間以内)	通常は,症状出現時	症状緩和,可能な範囲で気持ちの整理,トリアージ	小集団
緊急ストレスデブリーフィング	危機後(1～10日間,大災害:3～4週間)	通常は,症状出現時:時に危機発生時	気持ちの整理の促進,症状緩和,トリアージ	個人,小集団
個人に対する危機介入	随時,どこでも	症状出現時	症状緩和,可能な範囲で以前の機能まで戻る,必要に応じて紹介	個人
家族に対する危機介入	随時	症状出現時または危機発生時	サポートもしくはコミュニケーションの促進	家族
地域と組織に対するコンサルテーション	随時	症状出現時または危機発生時	症状緩和,可能な範囲での気持ちの整理,必要に応じて紹介	組織
牧師による危機介入	随時	通常は症状出現時	「信仰の危機」の緩和,回復を助けるスピリチュアルなツールの使用	個人,家族,集団
フォローアップと紹介	随時	通常は症状出現時	精神状態アセスメント,必要があればより高いレベルのケアへの移行	個人,家族

Source. Adapted from Everly GS Jr, Mitchell JT: *Critical Incident Stress Management (CISM): A New Era and Standard of Care in Crisis Intervention*, 2nd Edition. Ellicott City, MD, Chevron Publishing, 1999. Used with permission.

結論 | Conclusion

　この章では，危機介入の簡単な歴史と理論的な背景を説明した．深刻なトラウマに曝された人は様々な反応を示す可能性があり，その中には，危機介入を必要とする場合もある．危機状況にある患者には常に綿密な評価が必要である．治療アプローチは患者のニーズによって様々であるが，一般的は支持的介入，曝露療法，および認知再構成が行われる．治療者は良好な治療同盟を築き維持できるよう特に注意を払わなくてはならない．2001年9月11日のニューヨーク，ワシントン D.C. のテロ攻撃，2010年のハイチ地震，2011年のガブリエル・ギフォーズ議員発砲事件，日本の地震と津波，そしてアメリカ中西部の深刻な竜巻と洪水は，一般市民と，メンタルヘルス関係者に，これらの問題と危機介入サービスの必要性を喚起した．

8.

特殊な集団への適用

Applicability to Special Populations

重篤な精神疾患 | Severe Mental Illness

　支持的精神療法はもともと，重篤な精神疾患を持つ患者，または表出的精神療法が適応とされない患者に用いられるものと考えられていた．本来，支持的精神療法とは，第1章「支持的精神療法の基礎理論」(1頁)で述べたように，支持的-表出的精神療法のスペクトラム中で最も支持的なもので，機能不全にある自我機能を改善し，不安を軽減して，適応スキルを喪失し孤立状態が強まることによって社会性が機能しなくなるのを防止することに主な焦点が当てられていた．このアプローチは，患者を理解し，支持的な関係を提供しながら，次に示すような多くの技法，すなわち，助言，保証，促し，賞賛，励まし，自我の強化，環境調整などを含む．防衛を強化することが基本であり，直面化はまれにしか行われず，解釈は行わない．

　今日の診療では，重篤な精神疾患のためにかなり機能が損なわれている患者であっても，治療者は，支持的精神療法のなかで，支持的要素と表出的要素のバランスを求める努力をすべきである．急性期後の症状安定の程度，治療同盟の強さ〔第6章「治療関係」(145頁)を参照〕，患者の治療目的など，いくつかの要素次第だが，支持的精神療法でも，直面化や，時には解釈が有効なことがある．一般に，ティーチング，スローガンの利用，モデリング，予期によるガイダンスなどの認知的学習戦略が用いられる．心理教育とスキル訓練といった

治療要素は，独立した介入方法と考えられているものだが，支持的精神療法のモデルに合っていて，慢性の精神疾患の支持的精神療法として特に有効である．

統合失調症

　統合失調症とは重篤な精神疾患の原型である．統合失調症を持つ患者を治療する際には，治療者はこの疾患について教育し，指示どおり服薬するように促し，現実検討を促進し，患者自身による問題解決を励まし，称賛しながら適応的な行動を強化していく(Lamberti and Herz 1995)．Gundersonら(1984)は，集中的な表出的治療よりも，週ごとの支持的療法のほうが治療が持続するし，治療結果も良好であったと報告している．

　賞賛は，患者の自己評価と適応的変化に向かう動機を支える強化の一形態である．第4章「技法」(67頁)で詳しく述べたように，賞賛は，自信を育てるための重要な技法である．しかしながら，賞賛が自己評価を高めるのは，賞賛された行動を患者が賞賛に値するとみなしただけである．従って，治療者は，患者が何に賞賛の価値をみいだすかを理解しなければならない．また，治療者は，賞賛するだけでなく患者が何に報われるかを理解しようとすることが必要で，それによってこれらの介入が肯定的なフィードバックを提供できるようになる．患者が何に報われるかを決めることは精神病理のスペクトラムの左側(例；統合失調症)では特に重要であり，そこでは，正の強化が，治療同盟を維持し治療への参加動機を高めるために重要な要因となる．統合失調症を持つ患者の場合は，通常，神経認知的な障害(一般的にはアパシー，無感情，意欲喪失，病識の欠如などの陰性症状)が認められることから，正の強化が役に立つ．強化子としては，好きな食べ物，活動，人，もしくは社会的出来事など，患者の随伴行動の強度もしくは頻度を増やすようなものがあげられる．適切に評価され提供された強化子は，患者のスキル獲得度，目標の達成度，および自己評価を高める(Lecomte et al. 2000)．患者が価値をみいだしている外的な報酬もまた，これらの患者が治療に関与し，持続する助けとなるかもしれない．報酬には，地下鉄のトークン硬貨，修了証，祝賀会などのイベント，商品券などがある．本書を通して述べてきたような，正確な賞賛は，効果的で費用のか

からない報酬である．

心理教育

　一般に，重篤な精神疾患を持つ患者への支持的精神療法では，その疾患，経過，治療などについて心理教育を行う．文献によれば，統合失調症もしくは薬物依存について患者を教育すると，心理社会的なリハビリテーションが強化されることが示唆されている(Goldman and Quinn 1988)．ほとんどの患者は，新たな情報を学ぶことがたいていは助けになることがわかっている．心理教育は，共感的な方法で提供されると，より現実的な決断を促すための新たな認知的枠組みが患者にできる．心理教育は，症状と苦悩の説明もしくは理論的根拠も提供するが，これらはまた，患者の自己評価を高めることになる．

　さらに，その疾患に関する具体的な情報は，慢性的な疾患に対処する能力を高めるような実践的な知識――つまり，適応的なスキル――を患者に与える．例えば，双極性障害の躁病相悪化の初期に，患者は，躁状態のために判断力が損なわれていることを理解する能力を失っていることがよくある．精神科医は寛解期に，睡眠時間が通常よりもわずか1時間でも減ることが連続2日間あった場合は，躁状態再発の初期徴候の可能性があると患者に教えることができる．こうした情報は，患者にとって，この疾患を適応的に克服する何らかの技能を試し，症状の悪化によって判断力が損なわれ「ブレーキを踏む」チャンスが失われる前に行動する機会となる．例えば，不眠症状が現れた時に，抗躁薬の増量について精神科医に問い合わせをすることによって，患者は自己効力感と自己評価を高める経験をする可能性がある．こうしたよい効果は，将来打撃を受ける可能性のある出来事を予測する能力が高まったと患者が感じた結果生じてきて，治療同盟を強化することになる．

適応スキルを支持する

　統合失調症のような重篤な精神疾患に二次的に生じる対人機能の障害を持つ患者を支援するために，治療者は行動的技法のトレーニングとその他の認知行動的技法とを支持的精神療法に取り込み，統合することができる．支持的療法

における変容のモデルは，良好な関係にある受容的な治療者と一緒に学び，取り込み，同一化することを通じた変容である(Pinsker et al. 1991)．重篤な精神疾患を持つ患者に対してソーシャルスキルと自立した生活を送るスキルを訓練することは学習理論に基づいたアプローチであり，治療者は患者のために複雑な社会のレパートリーを解体し，正しい行動のモデルを示し，患者はそれを学習した後に繰り返し実践する．そのステップが組み立てられれば，患者は——始めは治療者と一緒に，次に現実世界で——複雑な相互作用を練習していくことになる．治療者は，対人関係スキルを教えるために，行動療法的目標設定，励まし，モデリング，シェイピング，そして賞賛(正の強化)などの支持的技法を用いる(Glynn et al. 2002)．この取り組みは，直接，適応スキルを支援し患者の自己評価を高めていく．これらの介入が社会的能力を高めるのに役立つことが研究によって示されている(Heinssen et al. 2000 ; Lauriello et al. 1999)．

統合失調症の患者は社会スキルに障害を持っているが，これは情報処理の機能不全の結果であろう．スキル訓練は，問題解決志向的で，繰り返し行える実践的な支持的精神療法のアプローチを用いていて，基本的な会話スキル，娯楽を楽しむスキル，服薬管理，そして症状管理の向上に効果的である(Liberman et al. 1998 ; Smith et al. 1999)．関連した認知行動療法的なアプローチ，すなわち再発予防に関しては，この章の後半にある「適応スキルと再発予防」(206頁)で論じる．

時に臨床家は，主要な支持的方略である不安軽減への焦点づけと，特定の問題に徹底して取り組み適応スキルを向上させたいという患者の決定とのバランスをとらなくてはならない．例えば，患者が治療者から統合失調症についてある情報を聞くと患者は不安になるかもしれない．しかしながら，情報を聞き，患者の対処スキルを向上させるために内容をとらえなおせるように導くことができれば，患者の不安は軽減する．高次な防衛機制(例；合理化)を用いる集中的なコーピング方略を身につけると，患者は自分の疾患に対してより柔軟で適応的なアプローチを手に入れたことになる．あるいは，患者が直接対象に対処するには不安が強すぎる場合，治療者は困難な話題についての話し合いに

「戻って」みることが役に立つことがある．

治療者：では，あなたがご自分の病気についてどのように理解していらっしゃるかについてお話ししたいのですが，よろしいでしょうか？（**各部分を探る前に全体の地図をみせる**）

患者：ええ．

治療者：もし私の言っていることがあなたにとってわかりにくければ，どうぞおっしゃってください．それについてわかるように説明させていただきます．もし私があなたを不安にさせたら教えてください．ほかの話をすることにしましょう．よろしいですか？（**探っていく事柄について予測に基づくガイダンスを行い，探索することを患者がやめてもよいと伝え，協同的な雰囲気を作り出し，治療者は患者の感情に敏感であることを示している**）

患者：わかりました．

治療者：あなたの診断について誰かと話し合ったことはありますか？　精神科の治療を受けることになった疾患の医学的な名前についてという意味です．

患者：ああ，うつです．うつなんです．

治療者：そのように言われたのですか？

患者：わかりません……えーと，うつなんです．（**以前，患者は統合失調症と診断されたと言っていた．彼はごまかしているのか，否認しているかのどちらかである**）

治療者：あなたにとって**うつ**という言葉がどのような意味を持つのか，お話しいただけませんか？

患者：ええ，眠れませんでした．それにあまり多くのことをしませんでした．何かしたいと感じないんです．前はできていたことなんです．

治療者：ほかにはどんな問題が？　あなたの考えや気分などはどうでしょう？

患者：私はうつなんですよ．（**具体的で，固執していて，不十分な応答**）

治療者：とても悲しい気持ちになりますか？　うつになると人はよく悲しくなりますが．

患者：いいえ．悲しくはありません．ただ何に対しても何も感じないんです．

疲れます．わかりません．（**うつに関連した気分の停滞を否定している**）

治療者：わかりました．では，疲れるということ以外に，最近あなたにとって問題になるようなことは経験していませんか？

患者：え？　例えば何ですか［疑いの視線］．

治療者：そうですね，初診の評価面接で後ろにいたほかの医師に，誰かが，あるいは，何らかの集団があなたを傷つけようとしている，あなたはその証拠をつかんだと話したそうですが，これは間違いないですか？

患者：それは前のことです．今はそう思っていません［視線を外す］．（**距離を取り，避けようとしている**）

治療者：その時にあなたが考えていたことや経験していたことを少しだけ話していただけませんか？（**患者の経験について聞く**）

患者：怖い，えっと……その話はしたくありません．今考えたくありません．（**被害妄想に焦点を当てたことで患者の不安が増加する**）

治療者：わかりました，細かいところまでは聞きません．すると，今はあなたの心にそれはないのですね．あなたはそれは前のことだとおっしゃいました．いつより前ですか？　あなたのおっしゃっていることがわからなかったのですが．（**過去の経験からは離れる；患者の発言を明確化するために質問する**）

患者：あの，うつの薬を飲み始めたら，よくなったんです．

治療者：ああ，すると薬を服用し始めたらあの嫌な考えはなくなったっていうことですね？　薬を飲んでよかったですね！（**明確化，妄想的な思考からの解放と薬物療法とを関連づける；賞賛を加える**）

患者：ええ，そうです．

治療者：はっきりさせておきましょう．あなたが飲んでいる薬は恐ろしい考えや経験によい影響を与えたようですね．これは間違いないですか？

患者：確かにそうです［アイコンタクト，表情が少し明るくなる］．

治療者：すると，薬を飲み続けるのはいいことなのかもしれないですね？（**患者が経験したことを，薬物療法のアドヒアランスへの動機づけに結びつけている**）

患者：そうですね！　人とうまく話せるようになりましたし，彼らは私にとってそれほど否定的ではありません．**（治療者の見解を受け入れる）**

治療者：すると，薬物療法はコミュニケーションをよくする助けにもなっているのですね？　だから以前よりも，人とうまく関われるようになってきたということでしょうか？

患者：かなりうまく自分を保てています．前みたいにケンカをしてしまうことはありません．**（不安が軽減するに伴って，より詳しく語られるようになっている）**

治療者：以前は，もみ合いのケンカになっていたということですか？

患者：1回だけです．後ろで何人かが何か自分にしようとしているってわかった時に，その人たちに向かって大声で叫ぶというのがほとんどです．

治療者：何をしようとしていたのでしょう？**（明確化するために尋ねる）**

患者：あの人たちが自分を悪者に仕立て上げようとしたのです．通りにいる時に私の悪口を言ってきました［視線を外す］．あー，今は考えたくない．**（不安が強まりはじめている，反射的な言葉を繰り返している）**

治療者：では，それも今はよくなったと？　それはよかったですね．ほかによくなったのは？**（抵抗はあるが継続する．不安を和らげるために現在に話題を戻す）**

患者：壁が静かになった．よく眠れますよ．

治療者：前はどんなふうにうるさかったのですか？

患者：上に住んでいる女が夜になると音を立てていました．

治療者：どんな音ですか？　音楽の音が大きすぎるとか，家具を動かす音ですか？

患者：いや，そうじゃなくて，その女はひどい，ひどいことばかり私に言うんですよ．だから眠れなくて，ずっと起きていないといけなかったのです．

治療者：その人はどのようなことを言うのですか？

患者：わかりません．ただ壁から聞こえてくるのです．

治療者：すると，あなたは不愉快なことを言う女の人の声が聞こえてきて，眠れなかったということですね？　そして，それが今はよくなったと？**（明確化）**

重篤な精神疾患

患者：はい，また眠れるようになりました．

治療者：それは本当に嫌な思いをされましたね．今はよくなられて嬉しいです．さぞ気が楽になったことでしょう！（**患者の話に共感的な反応を示す**）

患者：はい［笑顔］．

治療者：今，あなたが話した薬があなたに役立ったことをまとめてみてもいいですか．私がきちんと理解しているか確認したいので．服薬によって怖い考えや経験をしなくなり，夜の声がなくなって，眠れるようになって，人ともうまくやっていけるようになった．

患者：そうです．

治療者：よい薬みたいですね！

患者：ええ，効いています．

治療者：じゃあ，あなたを眠れなくしたり，人とうまくやっていくことを難しくする声のような，恐ろしい考えや体験をあなたにひき起こす病気のことに戻ってもよろしいですか．（**再び「全体の地図を見せる」**）

患者：いいですよ．

治療者：あなたが今飲んでいる薬は統合失調症と呼ばれる病気の症状を治療します．今，お話しいただいたような症状に対してとても効果があるのです．あなたは前と比べて気分がよくなられましたよね．

患者：そんな病気じゃない！　顔だって変わっていない．人を攻撃したりしないし，人の血を吸ったりもしない．顔だって変わっていない．（**不安になり，話題がそれる．妄想的な恐怖が現れる**）

治療者：――おそらく TV でご覧になった――吸血鬼の話と統合失調症とを混同されていませんか．吸血鬼は実際にはいません．統合失調症は現存しますが，それはあなたがお話しいただいたまさにその症状が出る治療可能な精神疾患です．症状は，あなたが飲んでいる薬でコントロールされていますよ．あなたは，冷酷な怪獣なんかとは違います．（**現実検討，明確化，直面化，そして保証**）

患者：これからどうなってしまうのですか［泣く］．

治療者：以前と比べるとよい薬がたくさんありますし，治療法もあります．あ

なたが気持ちよく生活できるように，私はここであなたと一緒に取り組んでいこうと思います．

家族の心理教育

　高い機能が保たれている患者に対して支持的精神療法を用いる場合は，一般的に環境調整は行わない．しかし，より機能が損なわれている患者に対しては，治療者は，適応状態を保ち，不安とストレスを軽減させるために，よく考えながら環境に介入することがある．このアプローチのわかりやすい例が家族に対する心理教育である．家族を教育すると，患者の環境が変わっていく．患者の病気がどのようなものかについて家族に教育すると，患者のまわりの家族は安定し，今まで以上に患者の回復の支えになる．家族の安定化は，患者に失望し，期待外れと考え，批判し，不信感を示し，無視する家族とは対照的なものである．このような家族の反応は，患者がその慢性疾患によりうまく対処できるようになるための手助けにはならないし，強い感情表出のようなある種の家族の行動は明らかに疾患の増悪と関係する(Vaughn and Leff 1976)．実際に，強い感情表出の家族に短期間の家族介入を行うと，統合失調症患者の再発率は低下する(Bellack and Mueser 1993)．

パーソナリティ障害 | Personality Disorders

　ほとんどの治療者にとって，最も治療困難な患者は，重症度の高い患者(例えば，精神病症状を呈していて自我機能が重篤に障害されている症例)ではなく，むしろ，極めて怒りっぽい，要求がましい，疑い深い，あるいは依存的な患者である(Horowitz and Marmar 1985)．パーソナリティ障害を持つ患者の対人的な関わりは，広範囲にわたって非適応的であり，その行動は，時に危険であったり恐怖感を抱かせるものであったりする．そのために，こうした患者は相手に強い陰性感情を喚起することがある．これは精神科医でも同じで，パーソナリティ障害を持つ患者の治療を避けようとすることがある(Lewis and Appleby 1988)．この種の障害の治療可能性は，障害の重症度，特定の診断，

医療，社会的，そして刑事司法システムへの関与の程度，併存症，適切な訓練を受けたスタッフの支援が受けられるか，科学的知識の程度，など様々な要素に左右される (Adshead 2001)．

明らかに，こうした患者に支持的精神療法を用いる人は，第6章の「治療関係」(145頁) で論じたような逆転移の問題は避けられず，それに対処するために，適切な訓練もしくはスーパービジョンを受けなければならない．それでもなお，支持的精神療法はほとんどのパーソナリティ障害の治療にとても適しているが，それはこの治療法が，強い治療同盟を発展させ，維持する一方で，自己評価と適応的スキルを向上させることに集中するからである．第3章の「評価，症例の定式化，目標設定」(41頁) で詳しく述べているように，精神科医は，自我機能，適応スキル，対象関係，および防衛操作の解明を含む症例の定式化を可能にする患者の評価を行わなければならない．ある種のパーソナリティ障害のクラスターでは，特定の一群の非適応的な防衛と防衛的行動を患者がよく使うようである．例えば，回避性パーソナリティ障害を持つ患者の治療の場合，受動性と拒絶への恐怖を克服するスキルを伸ばせることが主な治療の焦点となる．一方で，自己愛性パーソナリティ障害を持つ患者の治療では，外在化と批判を話題にして減らしていくことを治療の焦点とする．臨床家は，抱えて不安を軽減させる支持的技法をどの時点でより多く用い，表出的技法をどの時点でより多く用いるかを決めていく．

また，パーソナリティ障害の患者の治療では，併存する気分障害と不安障害を同定することが重要である．薬物療法が治療への動機づけと継続を妨げるのではないかと懸念されていた以前とは違って，今日では，パーソナリティ障害に併存する抑うつと不安障害に薬物療法を賢明に用いれば，一般的には患者が新たな適応スキルを学習し習得しようとする試みと相乗的に作用することが認められている．患者が抑うつ状態にある場合，薬物療法は，C群パーソナリティの病理，特に，社交機能を低下させている損害回避傾向を弱める (Hellerstein et al. 2000 ; Kool et al. 2003 ; Peselow et al. 1994)．不安や抑うつが軽くなればなるほど，患者は新しい方略を意欲的に探し，それをより上手く実行できるようになる〔第3章，うつ病の評価の症例 (46頁) を参照〕．

パーソナリティ障害への精神療法の効果に関するレビューのなかで，Perryら(1999)は，積極的な精神療法のすべてが，終結期とフォローアップ期と良好な結果を示していることをみいだした．しかも，治療を受けている患者は，障害の自然経過に比べて，パーソナリティ障害からの回復率が高まっていた．BatemanとFonagy(2000)は，パーソナリティ障害に対する精神療法の効果に関する研究を体系的にレビューした．精神療法に効果があることは認められたが，ある治療法がほかのものよりも優れているというエビデンスは示されなかった．しかし，効果的な治療法には共通するいくつかの要素がみいだされそのなかには，治療者が受動的というより能動的な姿勢をとることを可能にする患者と治療者との強い関係も含まれていた．

　Rosenthalら(1999)は，マニュアル化された40セッションの支持的精神療法で治療したC群のパーソナリティ障害の患者で，対人関係機能の改善が持続したことを示した．さらに，大うつ病とパーソナリティ障害(特にC群のパーソナリティ障害)を持つ患者に短期(16回)支持的精神療法と薬物療法とを併用したところ，薬物療法単独よりも，パーソナリティの病理の改善がみられたという(Kool et al. 2003)．反社会性パーソナリティ障害など敵意が問題の前面に出ている患者は，ほかのパーソナリティ障害と比較して支持的精神療法の効果が弱い傾向にある(Kool et al. 2003; Woody et al. 1985)．しかしながら，反社会性パーソナリティ障害を持つ患者にうつ病が併存している場合は，治療が奏効することもある．Gerstleyら(1989)は，患者に治療同盟を築く能力があるかということが，支持的精神療法の効果に関係しているという仮説を立てている．

　支持的精神療法では，転移の解釈を行わない場合，治療者のより温和で受容的な態度に同一化できる患者の能力が性格変容の要因になる(Appelbaum and Levy 2002; Pinsker et al. 1991)．例えば，境界性パーソナリティ障害を持つ患者は典型的には，構造論的用語でいう硬直した，原始的，かつ懲罰的な超自我と考えられる部分に取り組まなければならない．治療者に同一化することによって，患者は自己の憎しみに満ちた恥ずべき側面により耐えられるようになるだろう．

Holmes(1995)は，境界性パーソナリティ障害に対する精神分析的な治療のなかで，支持的技法のコミットメント，関心，注意を患者が使うことを報告し，安定した愛着が育てば自律機能が伸びていくことを示唆した．破壊的な行動を思いとどまらせることによって，治療者はより適切な行動のモデルになり，患者に対する強さと関心を示す(Appelbaum and Levy 2002)．有害な行動と激しい感情が消えていくと，患者は治療者の内省的な機能および心的能力に同一化できるようになる．それによって患者は，他人に対してはもちろん，患者自身の主観的な状態と心的過程についてさらに理解できるようになる．

　AppelbaumとLevy(2002)は，支持的な治療者は，患者のなかに学習に最適な覚醒レベルを確立し，自己感覚を育て，行動の結果を尊重するために力を尽くしていると指摘した．これらの要素は子育てと似ていて，Misch(2000)が言及しているように，境界性パーソナリティ障害を持つ患者の自我機能と適応機能の障害を取り扱う際に助けになる．このような患者に対して，治療者は，安全という感覚を作り出すことによって，典型的には破滅，見捨てられること，そして恥ずかしめられることに対する恐怖と結びついた非適応的な防衛を減らす作業に取り組む．安全という感覚を作り出すことによって患者は，不安が軽減していくなかで統合された自己や他者の感覚が成長し始める．それにしても，この安全という感覚は，治療者が取り組んで減らそうとしている行動を助長する可能性のある退行を促進することなく作り出していかなければならない．退行，否定，投影などの非適応的もしくは未熟な防衛は支持しない．ほとんどの支持的精神療法と同様に，治療者は，支持的技法と表出的技法とのバランスを保つよう心がける．

　境界性パーソナリティ障害の治療の進歩のひとつは，弁証論的行動療法(dialectical behavior therapy；DBT)の開発であるが，これは最初，自傷行為を減らすことに主に焦点を当てていた(Linehan 1993；Linehan et al. 1994)．境界性パーソナリティ障害に対する，いくつもの構成要素からなるこの実践的アプローチは認知行動療法を進化させたものとして提示されているが，主な治療的要素の一部は明らかに支持的であり，支持的という文脈のなかで自我機能や適応スキルを直接取り扱っている．DBTにおける，今ここでの問題に対する，

患者と治療者とのオープンで明確な協力関係は支持的精神療法のスタイルに一致する．とりわけ，マインドフルネスのエクササイズは，圧倒されるような苦痛な情動から精神的に距離を取るように患者に教示するなかで，自我機能と適応スキルに取り組む直接的な手段である．さらに，DBT では，スローガンやことわざを多用するが，これらは，患者が個別に経験したことを共通の経験的な知恵のなかに位置づけ直し，主観的な状態と実際の責任を共に承認するものである（Palmer 2002）．興味深いことに，1 年間にわたって DBT，転移に焦点を当てた精神療法，および支持的精神療法を比較した臨床試験において，支持的精神療法を受けた人たちは，うつ，不安，全般的な機能，社会適応が有意に改善していた．DBT 群と比べてみると，支持的精神療法の群では，怒りが有意に減少したが，自殺傾向の軽減にはあまり効果がみられなかった．しかし，これは DBT が特に自殺関連行動に焦点を当てていることを考えれば驚くにあたらない（Clarkin et al. 2007）．

物質使用障害 | Substance Use Disorders

　物質使用障害は最も一般的な精神障害のひとつである（Regier et al, 1990）．過去には，ほとんどの精神科レジデントは，精神疾患の併発がない限り物質使用障害の患者を治療することはなかった〔本章後出の「精神疾患と物質使用障害の併存」の項（213 頁）を参照のこと〕．一般的にレジデントは，精神疾患もしくは物質誘発性精神障害を持つ患者が入院している精神科病棟で勤務する間に，離脱症状と解毒に関して学んでいた．それとは対照的に，現在の精神科のレジデント・トレーニングには，最低 1 か月は常勤で物質使用障害を持つ患者への臨床業務を含んでいて，これらの患者に対する基本的な精神療法と薬物療法について学ばなくてはならない．物質使用障害に対して有効な薬物療法は比較的少なく，効果があるとされるものでも，心理社会的な文脈のなかで最大の効果をもたらす．したがって，精神療法は物質使用障害にとって重要な介入方法である．物質使用障害への使用を認可されているいくつかの薬物には，オピオイド依存に対するメサドンおよびブプレノルフィン（Fudala et al. 2003 ;

Kleber 2003)の維持投薬，もしくはアルコール依存に対しては，ジスルフィラム(Fuller et al. 1986)のような嫌悪を引き起こす薬剤か，ナルトレキソン(O'Malley et al. 1992；Volpicelli et al. 1992，訳補；本邦未発売)のような渇望抑制薬がある．

　過去には，個人への表出的治療が物質使用障害への標準的な介入方法であった．しかし時が経つうちに，内面を明らかにしていく精神療法を物質使用障害に単独で用いても概して効果がみられないことがわかってきた．そして集団療法，薬物療法(例：メサドンによる維持療法)，および治療共同体などのほかの治療法が依存症治療の主流となっていった．RounsavilleとCarroll(1998)は，単独の外来治療として行った場合，表出的な治療が物質関連障害を持つ患者のニーズにあまり合わないことに対する理由を記述する際に，支持的精神療法の理論的根拠を強調した．表出的精神療法では，症状のコントロールとコーピングスキルを伸ばすことは主な焦点にならないことが多い．患者のドロップアウトが非常に多いのは，患者の現在の問題に焦点が当てられず，治療者の中立的で控えめな態度が不安を喚起することに患者が気がつくためである．今日では，依存行動の解釈は，依存の過程を止めるのに不十分であり，薬物使用障害の治療初期に患者の不安を高めることは再発の引き金になりやすいことがわかっている．したがって，蓋を取るタイプの治療を行うべきなのは，患者が依存物質の自制を維持する具体的な方法を確立している時，もしくは，保護された環境下で治療される時だけである(Brill 1977; Rosenthal and Westreich 1999)．

　物質乱用患者に精神療法を実施する際，治療者は通常，乱用を招きやすい薬剤の精神薬理学，中毒と離脱の基本的な状態像，および薬物効果の自然経過について理解しておかなければならない．また，治療者は薬物の俗名や価格など，町中での一般知識についても知っておく必要がある(Rounsaville and Carroll 1998)．乱用薬物と薬物を乱用している患者の生活スタイルについての実際的な知識は，治療者が患者と治療同盟を築く上で役に立つ．

　物質使用障害を持つ患者に支持的精神療法を用いる場合，患者が，物質使用のコントロールもしくは減量に向けた効果的なコーピング方略を育て，治療に関与し続けられるよう援助する点に重点的に取り組む．その他の治療の重要な

側面として，強固な治療同盟を発展させ維持すること，不安や抑うつを減らし，それらの症状に付き合えるよう患者を支えることで，再発リスクを最小限にとどめること，がある．支持的精神療法は，患者への介入の広く柔軟性のある基礎を提供することから，動機づけ面接，再発予防，そして心理教育などの最近のよりエビデンスのある方略を一般に嗜癖のある患者の治療に組み込むことができる．たとえ患者と治療者が認知的な技法を確立するといったような認知行動的な作業を始めたとしても，全般的な支持的な原則は嗜癖の治療期間中ずっと使われ続ける．また，物質使用障害を持つ患者への個人支持的精神療法はしばしば，12ステッププログラムへの参加や，物質使用障害の集団療法，そしてその他の回復志向性の治療的活動によって，強化され支えられている．

動機づけ面接

物質使用障害の診断基準を満たした場合でも，その人に物質の使用を控える，または中断することへの関心がないならば，診断はついてもまだ患者ではない．物質使用障害の治療に来る人は，典型的には，これまでの数か月間から数年の間，悲惨な状態にならずに時を過ごし，薬物使用を楽しいもの，もしくは有益なものとして経験している．基本的に患者が物質乱用の治療に訪れるのは，薬物使用の結果，人間関係，仕事，健康，自由，もしくは生命が脅かされるようになった時だけである．治療に訪れた時，彼らのほとんどは，その使用のために悲惨な状態にはならないように思えた頃に作り上げた薬物使用に関する信念を持っている．しかも，よくあるのは，薬物が自分の対処能力のなかで重要な役割を演じている，という信念である（Rounsaville and Carroll 1998）．この文脈のなかでは，患者が薬物乱用を問題として認識し，薬物なしでやっていけるというイメージを思い描くことができない限りは，適切な治療目標を設定するのは困難である．

RollnikとMiller（1995）は，動機づけ面接を，変化に対するアンビバレンスについて探り解決する，指示的で患者中心の介入であると述べている．動機づけ面接における主要な原則とは，患者のとらえ方を正確に理解し，抵抗を避けるかもしくは強くならないようにして，患者の自己評価を向上させ，実際の行

動と理想の行動との食い違いを認識できるようにすることである(Miller and Rollnick 1991). 動機づけ面接は,明らかに共感的なものであり,物質使用を減らしたりやめたりする患者の行動に対して治療者は威圧的な態度はとらない.そのような態度は,患者には,自分をおとしめ自己評価を損なうものとして経験される可能性があるからである.動機づけ面接の前提は,患者が彼ら自身の動機の変化に基づいて変わろうと決心できるようになる,ということである.動機づけ面接を行う際には,リフレクティブに患者の話を聞き,患者から動機となりうる発言を引き出し,患者のアンビバレントな心情を両方向から検討し,患者の準備の程度を観察して抵抗を減らし,早まって変化を強要することはしない(Miller and Rollnick 1991). 物質使用の否定的な結末が,肯定的な結末を上回るということを患者が体験した時に,いわゆる決断のバランスが治療に参加する方向に傾いていく.

　動機づけ面接が物質使用障害に対して有効な介入であるということは,実質的なエビデンスによって裏づけられている.より集中的な物質乱用の治療に患者が参加して関与することを促進するという点に関しては特にそうである.動機づけ面接は,物質乱用治療の非専門家がその技法を用いた時であってもその有用性には変わりがない(Dunn et al. 2001). つまり動機づけ面接は,物質使用障害の支持的治療の中核なのである.

適応スキルと再発予防

　物質使用障害における支持的精神療法の主な内容は,乱用している薬物から手を引き,それを維持していく取り組みである.患者は,渇望状態,否定的感情,日常的なストレス,環境のなかにあるハイリスクなきっかけを提供する刺激に対処する時に助けとなる新たな方略を学ぶ必要がある.古くから,アルコホーリクス・アノニマスの提唱者はアルコール使用に関連する"人,場所,物"への曝露が再発の引き金であることを明らかにしてきた.一般的な原則として,薬物の使用を中断することは比較的容易であっても,使用せずにい続けることは難しいといわれている.依存からの回復に必要な特定の適応スキルとは,1)ハイリスクな状況とその刺激を同定すること,2)ハイリスクな状況や刺

激に対面することへの予測, 3)ハイリスクな状況に曝された際に(物質使用とは)別の対処法を取れるようにすること, である.

　再発予防には, 支持的な治療に組み込みやすい, 物質使用中断を維持するための一定の認知行動療法的アプローチが含まれている. 再発予防では, 患者にとって再発のきっかけとなる引き金を同定し, 引き金に対処する代替行動と, 対象としている物質を提供された際に断るスキルなどの引き金に対処するスキルを患者に実践させるために, 体系的な取り組みが行われる(Marlatt and Gordon 1985). しかしながら, リスクの高い状況を同定し, その状況への対処スキルを伸ばしていくことは, それほど構造化されていない形の支持的精神療法および支持的-表出的精神療法でも実施可能である(Luborsky 1984). いかなる場合であっても, 予期によるガイダンス, 励まし, および保証は, 予想される状況を同定し対処スキルを練習する時に使われる中核的な支持的テクニックである. 治療者は, 失敗して患者の自己評価がさらに傷つくようなリスクを減らす助けとなる, 達成可能で中間的な目標を設定することに取り組む. 患者がリスクの高い状況を上手に切り抜けたと報告した時には, 治療者は患者の目標に意味があったと賞賛し, 適応スキルが向上するよう強化していく. 患者は, 生活のスキルを獲得するという経験を通じて何らかの形で自己評価が高まる経験をすでにしているはずである. もし, 患者が試みて成功しなかったとしても, 新たな適応スキルを実行しようとしたことは賞賛できる. 一緒に問題解決に取り組んだ後に, 治療者は再びそのスキルに挑戦するよう励まし, 実施することに保証を与える. このように, 患者が新たなスキルを遂行するなかで成長するのは少しずつかもしれないが, 治療者は, 目標に到達するたびに慎重に, しかし次第に強く賞賛し, 正のフィードバックを返していく.

　不快気分が再発に先行することは最も多く報告されている症状であることから, 物質使用障害の支持的治療でも否定的な気分や苦痛を伴う気分に対処する適応スキルの構築に焦点を当てなければならない(Marlatt and Gordon 1980). 物質を乱用している人は, 気分の状態を特定の感情に識別していくことが困難なことがよくあるが, それは一部には, おそらく, 彼らは苦痛な感情に対処するために心理学的な手段を育てるよりもむしろ, 不快気分に対する自

己治療として薬物を使用しているからである(Keller et al. 1995 ; Khantzian 1985)．したがって，治療者は，物質使用障害を持つ患者が，ある気持ちと別の気持ちを区別してアレキシサイミアの程度を減らすことを始められるよう手助けする必要がある．Misch(2000)が述べているように，気持ちを同定し名前をつける能力は，気持ちを振り返り，それについてほかの人と話し合うことを容易にする．もし患者が気持ちに気づき，それらを区別することができなければ，患者はこれらの気持ちと考え，行動，あるいは薬物使用に関連する出来事を結びつけることができない．例えば，もし患者が苛立ち，悲しい時，それに気づくことができないなら，どの状態も，それに反応して生じた自動思考(例：イライラしているから，ボトルに手を伸ばさないではいられない)に結びつけることはできないであろう．気持ちに名前をつける能力は，苦痛な感情に対処する適切な適応スキルを伸ばす際に欠かすことができない．患者がこれらの気持ちを同定できるようになり始めると，患者は――否定的な感情への気づきが増加したとしても――，内的な環境を克服することから生じる自己評価が高まる経験をする．感情は，再発のリスクが高い状況を特定する便利な道具として形を変え始める．

心理教育

　物質使用障害の領域における，患者への教育は次の点に焦点が当てられる．すなわち，乱用される薬物の多様な分類，薬物の心理的・身体的影響，慢性的な乱用の危険，薬物が自己治療のために使用される場合があるという事実，そして依存の疾病モデルである．ほとんどの文化で，薬物乱用と嗜癖は暗に，もしくははっきりと道徳モデルでとらえられ，無責任な，もしくは犯罪的な行動は依存している人の悪い性格のせいであると考えられている．対照的に，Alcoholics Anonymous(1976)やJellinek(1952)が様々に関与している単一疾患概念では，依存が慢性的で，再発を繰り返す，進行性の疾患であると強調する．さらに，この疾患概念を主張する人たちは，基底にある葛藤が表出的精神療法によって解決されると患者は飲酒をやめるだろうというように，ほかの疾患の症状と同様にアルコール依存症をとらえるのは誤りであると考えた(Rosenthal and Westreich 1999).アルコール依存に対する Jellinek のアプローチは,還元主義的ではなく,実際のところ,発症,重症度,パターン,および使用の慢性度などからいくつかの類型分類を行っている.それでもなお,この発見を促すようなアプローチの精神療法的実用性は,患者を責めるのではなく診断を与えることで自己評価を高め,患者が恥にうまく対処できるよう援助し(ほとんどの患者は道徳モデルが彼らの行動を説明していると思い込んでいる),治療同盟を促進する別の枠組みを提供する.次の症例は,物質乱用の患者への心理教育の使い方を描き出している.

症例 6 **物質使用障害**

　ウォーターズ氏は,28 歳の独身男性で,大学で構造工学を学んだ.彼はこの 2〜3 年間,いくつかの仕事をしてきたが,コカインを使い始めたために,最後の職場を解雇されてしまい,現在は無職である.彼はよくあるように,コカイン乱用にはまってしまって,出社ができなくなり,自分がどこにいるか職場に知らせなくなっていった.彼は妹,妹の夫,その 2 歳の娘と同居していたが,3 日間コカインを乱用して戻った時に家を出ていくように言われてしまった.彼は,職場と家族の両方の反応から,自分はモラルのない人間だと強く自分を批判し,後悔の気持ちでいっぱいになり希望を持てない状態でセッションにやってくる.
　ほかの症例では,初期の段階で,もっと強力に動機づけ面接のテクニックに用いることがあり(患者が原因と影響を結びつけやすくするための判断を含まないフィードバックを含む),それによって物質依存は患者の人生のなかで費やす価値のないことであると判断できるように助ける.本セッションでは,そのかわりに,心理教育を使って患者の否認に取り組み,道徳モデルを使って患者の依存症の行動を説明した.道徳モデルは,

元来，無力化させるもの，すなわち，自己評価を低下させるものであるため，その目的は，病気の概念と，コントロール喪失が物質依存特有の特徴であることを患者が理解するところにある．患者は，自己批判と，典型的には再発をひき起こさせたり繰り返させたりする不毛な行動に自身のエネルギーを費やすよりもむしろ，現実を見据えながら決心を固める力をもらった，と感じる可能性がある．

ウォーターズ：クラックをやめられないんです……．家からも追い出されて……．仕事もないし，金もない，彼女もいない，何もないですよ……．クラックだけです．私は人生をダメにしてしまいました．[ため息，治療者を見る]多分みんなが正しいですよ．自分はダメなんだ．[うなだれ，頭を振り，泣く]**(薬物に関連して起きた喪失，非適応的行動を自分が悪い人間であるからだと思う)**

治療者：あなたが今感じている痛みが，自分を責めたい気持ちにさせているのですね．ほかにもあなたが悪いと感じる理由がたくさんあるのでしょう．しかしながら，私は，あなたにどのような目的があったのかについて考えていただきたいのです．これはとても大事なことなのですが，少々じっくり考えてもらう必要があると思います．**(共感的に患者の視点を自己批判から考えに移行していく)**

ウォーターズ：わかりました．

治療者：もしあなたの今の人生の状況や感じていることを，クラックを使い始める前に知っていたら，それでもあなたはクラックを使っていたでしょうか？**(明確化)**

ウォーターズ：そんなわけがないですよ．間違いなくしませんでした……．もしわかっていたら，やらなかったはずです……．やらなかった[怒り]！！**(理論的な立場に立っている)**

治療者：今，私がお話ししているのは，あなたの状況は予想どおりである

ということです．クラックの依存症になると，人は誰もがこのようになってしまうのです．依存症とは，暴走する電車みたいなものです．一度乗り込むと，あなたが電車で行きたいと思う場所に行けるとは限らないのです．電車が行くところにあなたは行くことになります．**(同様の問題を持つほかの人の場合に一般化し，比喩を使って教えている)**

ウォーターズ：そうですね，でも自分がやり続けたから，使い始めてしまったから……．やめないのは自分なんだから．私が悪いんです！　自分はバカなんだ！**(倫理モデルによる説明を用いて，コントロールができない状態を否認することにしがみつく)**

治療者：あなたが自分を責めているということは，まだあなたがこの状況をコントロールできるという感覚を持っているということかもしれません．大変ですが大丈夫です．

ウォーターズ：おっしゃっていることがわかりません．

治療者：では別の言い方で説明してみますね．もしあなたがバカで，学習できないとして，それは状況を説明してはいますが，あなたがバカということにはならないのです．あなたは構造工学を大学で専攻してとてもよくやられていましたよね？**(患者の語りにある歪みに直面し，患者の個人史の知識を示すなかで同盟を築く)**

ウォーターズ：ああ，そうですね．自分はマヌケじゃない，でもバカなことをしてしまったんだ［顔をしかめる］！　おそらく，妹は正しいです．多分，私が弱くて，わがままだったんです．**(考え方の歪みを受け入れたが，自己批判とは異なった領域に引きこもる)**

治療者：あなたは今の状況になることをわかっていたら，同じ選択をしなかっただろうし，あなたは今，自分でやめられないという状況にいると話されました．だからわれわれは，これを病気と呼んでいるのです．コントロールの喪失も，その症状のひとつなのです．薬物はこのようにとても強力なのです．**(患者にとって不適応的な否認に直面し，異なった**

説明を提供する)

ウォーターズ：先生がおっしゃっていることがわかりました．でも，私の気分を和らげるためにそうおっしゃっているのでしょう？　まあ，それでもいいです．でも，ほかのすべての人はみんな，私をろくでなしって言いますよ．まあ，それもよくわかっていますけれど……．

治療者：お見せしたいものがあります．DSM には薬物依存の基準というものがあります．コントロールの喪失は主要な症状のひとつであるとここに書いてありますよね？[DSM-IV-TR の薬物依存の基準を見せ，書いてあることを大きな声で読み上げながら指し示す]「その物質をはじめのつもりより大量に，またはより長い期間，しばしば使用する．物質使用を中止，または制限しようとする持続的な欲求または努力の不成功のあること」[American Psychiatric Association 2000, p.197]（**道具を用いて，考えを具体的に，そして専門的に示す**）

ウォーターズ：そうですね，少しだけにしようと何度も試みました．でも，いつも全部使ってしまうのです．（**コントロールの喪失に気づき，悲しくなる**）

治療者：そう，始めた時に，切り抜けられると思ったのが間違いです．でも，もう昔のことです．今や状況は少し異なってきています．今のあなたの状態は病気です．中毒やアルコール依存症は，遺伝も関係しています．そのリスクは遺伝しますし，薬物の問題も非常に似ています．（**明確化，ノーマライゼーション，理論化，そして新たな知識を用いながら，患者の理解を助けていく**）

ウォーターズ：私の父はアルコール依存症でした．私の叔父もそうでした．そのせいで叔父は死んだと思っています．（**彼の問題が自分の自制心を超えたものであることを理解していることを確認している**）

治療者：そうなのです．私が言いたいのはそういうことです．あなたのせいではないのです．でも，あなたは今，私と一緒にこの病気と戦わなけ

ればならないということがおわかりになるでしょう．(**病気に対抗するために患者に寄り添い協力の必要性を支持する**)

ウォーターズ：いや，でもそれは無理ですよ．あなたは，私がこの問題に対して援助が得られると本当にお考えですか？(**保証を引き出す**)

治療者：今そう感じるのはわかります．特に，コントロールの喪失を認識すると．しかし，回復の初期段階の人にとっては，これは非常に普通のことです．でも，治療を続ける人は，そうでない人よりもよい結果になる傾向があります．(**専門的な知識をもとにした共感的な保証とノーマライゼーションを提供する**)

ウォーターズ：そうだといいですね．

治療者：今はとても長い道のりにみえると思いますが……．大変ですが，依存症は治療可能な病気です．それはほかの慢性疾患と同じです．糖尿病には治癒はありません．高血圧症からの治癒もありません．しかし，疾患の重篤な状態からは回復することができます．このように治癒が難しい病気であっても，その人たちはよりよい人生を送ることができるのです．(**専門家の意見，ノーマライゼーション，そして保証を与える**)

精神疾患と物質使用障害の併存
Co-Occurring Mental Illness and Substance Use Disorders

重篤な精神疾患を持つ者の約半数は薬物乱用，または依存の影響を受けている(Regier et al. 1990)．精神疾患を持つ患者は，一般人よりも高い割合でアルコール依存症やほかの物質使用障害を持つ(Fernandez-Pol et al. 1988 ; Fischer et al. 1975 ; Galanter et al. 1988 ; Richard et al. 1985)．National Comorbidity Survey において，Kessler ら(1994)は，12 か月間の間に，精神病症状があった人，躁病があった人，精神疾患のために入院を要した人の約 90％は，生涯

に3つ以上のアルコールあるいは薬物の使用障害もしくは精神疾患の診断を満たすことをみいだした．

　精神疾患と物質使用障害が併存すると，お互いの障害の経過や回復に悪影響をもたらす(Rosenthal and Westreich 1999)．物質使用障害と統合失調症が併存している患者は治療に関わることが困難であるために，このような集団には治療同盟の形成とその維持に焦点を当てた支持的精神療法が，適した治療アプローチとなる(Carey et al. 1996; Lehman et al. 1993)．この両方の疾患を持つ人に対して支持的精神療法を行う際には，本章の前半部の「重篤な精神疾患」(191頁)と「物質使用障害」(203頁)の項で述べたように，それぞれの問題に役立つ技法を統合して用いる．日常的な会話スキルやレクリエーションのスキルを高めることによって適応スキルを向上させ，薬物療法と症状マネジメントを行いつつ，物質乱用の再発の引き金となりそうな状況を乗り越えながら，再発を予防していくことは，一般的に物質使用障害と精神疾患の併存した患者すべてに必要なものである．精神病性の疾患と物質使用障害が併存する患者に対し，これらの介入を実施すると，治療継続と物質使用に有益な効果が得られる(Ho et al. 1999)．重篤な精神疾患と物質使用障害を併存する患者に対して，精神病症状の治療構成要素と依存の治療構成要素を統合した心理社会的な治療法を用いると，治療がより継続し良好な結果がもたらされることを多くの研究が報告している(Drake et al. 2001; Hellerstein et al. 1995)．

　支持的な個人精神療法と組み合わせて効果を上げることが期待できるその他の要因には，12ステッププログラム(特に「double trouble」や「dual recovery」groupsのように自己評価を傷つける可能性が低いプログラム)に患者を巻き込んで支える方法と家族心理教育がある．賞賛に加えて，具体的なサービス，社会化，娯楽，その他の様々な機会に参加できるように支援していくことは，治療への参加を強化するものとして役立ち，治療同盟を育て患者の治療により関与できるようにする(Rosenthal et al. 2000)．

心理教育

　支持的精神療法では，物質使用障害と精神疾患が併存する患者には両方の疾

患の情報を提供すべきである．心理教育は，ほかの支持的技法と同じように，その情報を自我機能と適応スキルをサポートする形で活用できる患者の能力を治療者が評価するなかで計画的に行われなければならない．例えば，重篤な精神疾患を持つ患者が，物質依存などの別の慢性疾患が併存していることを知った場合，この知識が患者の治療意欲を喪失させる可能性がある(Rosenthal and Westreich 1999)．治療者は，物質依存と精神疾患の両方について，その症状，治療，経過の教育を行う．そして，患者は，自分の症状と治療にどう反応してきたかなどの経過について話し合い，物質乱用が，彼らの精神病症状，気分症状，そして不安症状を悪化させたり緩和したりするのに，どのような役割を果たしてきたのかを理解しようとするように促される．

　治療システムと関わりを持つようになった，物質使用障害と重篤な精神疾患が併存している患者の多くは，薬物の使用をやめるという動機で受診するわけではない．このような患者に対しては，支持的精神療法の流れのなかで動機づけ面接の技法を用いると役に立つ(Ziedonis and Fisher 1996；Ziedonis and Trudeau 1997)．物質使用障害と精神疾患が併存する患者の回復過程は直線的ではなく，障害が両方とも悪化することも一時的にはありうる．患者は治療の様々な局面，すなわち，治療への従事，積極的治療，維持，再発，再び治療への従事，というサイクルを繰り返す．再発を起こした後に患者が再び治療者に連絡してくる時は，初期の動機づけの段階かもしれない．患者は，薬物乱用の問題が存在していることさえ否認するかもしれないのである(Prochaska and DiClemente 1984)．動機づけ技法は，元来，患者を薬物使用障害の治療に関わらせるための治療初期に用いられるものだが，このように，物質使用障害と重篤な精神疾患が併存している患者への支持的な治療では継続して用いられる構成要素になる．患者は，薬物使用障害と別の精神疾患の急激な再燃が様々に起こるなかで，それぞれの動機づけレベルの間を循環しているために，このアプローチが必要になるのである(Rosenthal and Westreich 1999)．物質使用障害からの回復までに必要な時間は，併存する重篤な精神疾患のない患者よりも，併存する疾患を持つ者のほうが長くなる．しかし，もし患者が治療にとどまり続けるならば，重篤な両方の症状を緩和していくことは現実的に可能であ

る(Drake et al. 1993 ; Hellerstein et al. 1995).

結論 | Conclusion

　支持的精神療法は，精神療法的な介入としては幅広い基盤を持っている．そのため，動機づけ面接，心理教育，再発予防など一般的には特定の臨床的亜集団に関連している治療方略やアプローチを支持的精神療法の文脈のなかで手軽に実施できる．支持的精神療法は，パーソナリティ障害を持つ患者に有効であり，ほかの治療方略を統合していく上で無理のない土台としての役割を果たす可能性がある（例；DBT を境界性パーソナリティ障害の患者に実施する）．物質使用障害と別の精神疾患が併存している患者の場合は，再発と回復を繰り返しながら治療していくなかで，患者が治療へ関わり続けられるように支援するために，長期間にわたる支持的精神療法における治療同盟の確立に加えて，動機づけ技法を用いることができる．

9.

コンピテンス評価と治療成果の研究
Evaluating Competence and Outcome Research

　卒後医学教育認定評議会（The Accreditation Council for Graduate Medical Education：ACGME）は，レジデントが備えるべきコンピテンスとして以下の6領域を定義している：1）患者のケア，2）医学的知識，3）実践に基づく学習と向上，4）人間関係やコミュニケーションのスキル，5）専門家意識，6）システムに基づく実践（ACGME Outcomes Project 2000）．現在ではこうしたコンピテンスの各領域についての概要や説明については理解されているが，訓練生のコンピテンスを定義し，評価し，測定するのはそれ以上に複雑である．各領域のコンピテンスに適用できる測定ツールの開発とその適用が進んではいるが，いまだ初期段階にある．ACGMEは，コンピテンスを測定する様々な方法を示している．ACGMEが「道具箱」と名づけているこれらの方法には，様々な種類の筆記試験・口頭試験・臨床技能試験，患者・家族・スーパーバイザーやそのほかの者による評価を組み合わせたアセスメント，記録のレビュー，ポートフォリオとケース記録，シミュレーション，モデル，標準化された模擬患者の利用，臨床実践の実演や記録の評価が含まれる．精神科研修制度審査委員会（Residency Review Committee for Psychiatry）は，精神科領域のレジデントが訓練プログラムでコンピテンスの認定を受けるべき5種類の精神療法を選定したが，これは数年後に3種類の精神療法（支持的精神療法，精神力動療法，認知行動療法）に絞られた（ACGME 2007）．本章では，これらの精神療法のひとつである，支持的精神療法で精神科訓練生のコンピテンスを評価するわれわれのアプローチの概要について説明する．

まず取り上げなくてはならない主要な課題が**コンピテンス**の定義である．**コンピテンス**に関する許容可能な定義に，「必要あるいは十分な能力または質を備えている」というものがある(*Merriam-Webster's Collegiate Dictionary*, 11th Edition)．EpsteinとHundert(2002)は，**専門的なコンピテンス**について，「奉仕する個人と地域社会の益につながるように，日常実践においてコミュニケーション，知識，技能，臨床的推論，情動，価値，リフレクションを習慣的かつ賢明に用いること(p.226)」と定義している．精神療法の訓練生を評価する時に，スーパーバイザーは，高い専門性ではなくコンピテンスに目を向けるべきである(Manring et al. 2003)．

　レジデントのコンピテンスを論じる際には，評価の内容と方法について定義する必要がある．評価の過程は，それ自体が教育的であり，レジデントの学習を促進するものでなくてはならない．専門的なコンピテンスは，初心者の段階，コンピテンスを備えた段階，専門家としての段階という連続線的な能力もしくは技能の水準として概念化できる．訓練を受けている人はコンピテンスを備えた段階，すなわち連続線の中間に位置づけられることが期待される．

精神療法のスーパービジョン ｜ Psychotherapy Supervision

　多くのレジデントプログラムで，精神療法に関するレジデントのコンピテンスを評価する努力が続けられている．レジデントの評価は，主に精神療法のスーパービジョンの過程のなかで臨床スーパーバイザーによって行われ，年に1回以上はレジデント自身と正式に議論される．

　臨床スーパービジョンは，より正式なセミナーや講義と同様，精神療法のための訓練の一部として長らく位置づけられてきた．セミナーや講義では論文や本を読み，精神療法の理論や実践についての教育が行われる．症例検討会では，評価，症例の定式化，診断，進行中の精神療法について焦点が当てられる．精神科における多くの訓練プログラムでは，特に長期的な表出的(探索的)精神療法の際に，レジデントに対する集中的な個人スーパービジョンを行う伝統が確立されている．スーパービジョンの過程はプログラムによって様々では

あるが，ほとんどの場合以下のものを含んでいる：

① レジデントによる症例の提示
② 診断，症例定式化，目標，治療計画についての議論．
③ セッションを思い出し自由形式でまとめる手法，プロセスノート，録画記録，あるいはこれらの方法を組み合わせて使用し，レジデントが進行中のセッションを要約する．
④ 精神療法のプロセスについての議論．これには，抵抗，非機能的思考，防衛，感情，および治療者の介入と，力動性，発生論，心理的構造，認知行動的課題，治療的関係性（転移，逆転移，治療同盟）が含まれる．

　伝統的にスーパーバイザーは，上記に挙げた課題をレジデントがいかに成し遂げているかに注目し，共感的に患者の話を聴き，関わっているかといった領域を評価することによって，レジデントの仕事ぶりを評価してきた．スーパーバイザーによる評価のプロセスは継続して行われるものであるが，正式な評価は一般的には年に1，2回以上実施される．正式な評価は，プロセスノートを用いて訓練を受けている人が検討してきたものを題材にして行われる．伝統的には，全体の評価過程は幾分インフォーマルな形で，標準化されることなく実施されてきた．本章では，標準化された評価アプローチを提唱する．このアプローチでは，進行していく精神療法をビデオ記録することを基本としている．

コンピテンスの評価 | Assessment

着眼点

　支持的精神療法におけるコンピテンスは，一般的な精神療法のより幅広い文脈の中で評価されるべきである．この評価には，一般的な精神療法に加えて，支持的精神療法により特化したアプローチについてのスキル，態度，知識が網羅されている必要がある．米国精神科レジデント訓練監督者協会（American Association of Directors of Psychiatric Residency Training：AADPRT）の精神療法作業部会（Psychotherapy Task Force）（2000）が記述しているように，

表 9-1　米国精神科レジデント訓練監督者協会による支持的精神療法のコンピテンス

知識

1. レジデントは，支持的精神療法の主な目的についての知識を身につけている．この主な目的とは，患者の自己評価を維持すること，もしくは改善すること，症状の再発を最小限に抑えること，もしくは予防すること，心理的機能や自我機能を改善すること，適応能力を強化することである．
2. レジデントは，多くの治療的な関わりにおいて，通常支持的な治療が実践されていることについて理解している．
3. レジデントは，患者-治療者関係が最も重要であるという知識を身につけている．
4. レジデントは，支持的な治療の適応と禁忌についての知識を身につけている．
5. レジデントは，さらなる技能向上のために支持的な治療の継続した教育が必要であることを理解している．

スキル

1. レジデントは治療同盟を確立し維持できる．
2. レジデントは治療目標を設定できる．
3. レジデントは，率直に，かつ，患者に脅威を与えない形で関わることができる．
4. レジデントは，患者に敏感に反応し，妥当であればフィードバックや助言を与えることができる．
5. レジデントは，患者を，家族や社会文化的なコミュニティにおける独自性を持った一員として理解する能力を身につけている．
6. レジデントは，患者の最善の利益になる介入を決めることができ，患者の信念や価値観をもとに介入を選ぶよう注意することができる．
7. レジデントは，患者と自分自身の感情を認識し同定することができる．
8. レジデントは，患者にとって危険であったり危害を及ぼしたりするような行動に対して，協同的に向き合うことができる．
9. レジデントは，症状を和らげ，気力と適応を改善し，再発を予防するために保証を提供することができる．
10. レジデントは，患者の幸福を促進するような目標を達成するために患者の能力を支え，働きかけ，認めることができる．
11. レジデントは，感情コントロールの制御，思考障害，現実検討の障害といった問題に対処する方略を提供できる．
12. レジデントは，ケアについての地域特有のシステムや社会文化的問題への感受性を保ちつつ，患者の精神科的状態，治療，適応について教育し助言することができる．
13. レジデントは，慢性疾患の患者のケアをするにあたって，適応的なスキル，関係性，気力，不安や心配につながりうる要因について注意を向けることができる．

（つづく）

表 9-1（つづき）

14. レジデントは，自己評価のスキルを高めながら患者を支えることができる．
15. レジデントは，特別な治療のために適切なコンサルテーションを求めたり，ほかの治療者に患者を紹介したりすることができる．

態度

1. レジデントは，共感的であり，礼儀正しく，好奇心を持ち，心を開いていて，非断定的であり，協同的であり，曖昧さに耐えることができ，支持的な治療の有効性についての自信を示すことができる．
2. レジデントは治療関係における社会文化的，社会経済的，あるいは教育問題について敏感である．
3. レジデントは治療セッションの録音，録画，あるいは直接的な観察を抵抗なく実施できる．

Pinsker H, Mellman L, Beresin E, et al: AADPRT Supportive Therapy Competencies. Lebanon, PA, American Association of Directors of Psychiatric Residency Training, November 2001

　一般的な精神療法スキルには，治療における境界と治療同盟の確立と維持，傾聴，情動に取り組むこと，理解，スーパービジョンの利用，抵抗と防衛に対処すること，そして介入技法を適用することが含まれる．Beitman と Yue (1999)は類似したスキル一式を記述して，中核的な精神療法スキルと呼んだ．彼らは上述のスキルのほかに，パターンの同定や変容のための方略の適用を挙げている．AADPRT の精神療法作業部会は，精神科研修制度審査委員会が当初定めた支持的精神療法を含む5つの精神療法のコンピテンスを示した．**表 9-1**には，AADPRT が指摘した支持的精神療法のコンピテンスのリストすべてを示した(Pinsker et al. 2001)．

　支持的精神療法のコンピテンスは，支持的精神療法についての知識，スキル，態度の3つに分けられる．知識のカテゴリーでは，目的，患者-治療者関係，支持的精神療法の適用と禁忌についての知識が含まれる．スキルは15項

目からなり，これには治療同盟を維持する能力，適切な介入を使用する能力，治療目標を設定する能力が含まれる．態度については，共感的で，礼儀正しい，中立的な接し方や，社会文化的，社会経済的，教育問題への感受性が含まれる．

評価方法

　支持的精神療法の訓練を受けている人の評価は，様々な方法論を用いて実施することができる．これには，レジデントの知識基盤を問う筆記試験や口頭試験，標準的なスクリプトを用いた模擬患者の利用，患者のある一場面についてレジデントに支持的アプローチを用いて反応するよう要請すること，そして，レジデントが行う支持的精神療法をスーパーバイザーが評価することなどが挙げられる．われわれは，実施中の症例のセッションを録画したものをスーパーバイザーが評価する方法が，レジデントを教育し評価する最善の方法であることをみいだした．セッションのビデオ記録により，スーパーバイザーや評価者は精神療法が行われている様子を直接観察できる．セッションの要約やプロセスノートを用いた従来の方法は，どんなにうまく用いられたとしても，精神療法セッションにおいて実際に起こったことを忠実に伝えるのは難しい．ビデオ記録によって，精神療法の過程が外部の観察者に開かれ，より客観的な評価を可能にする．

　支持的精神療法セッションのビデオ記録を用いた評価は，レジデントが患者をアセスメントするところから開始し，その精神療法の間中継続されるべきである．毎回のスーパービジョンはレジデントによる簡潔な要約から始め，その後にビデオ記録の振り返りを実施する．スーパービジョンの時間にビデオ記録のすべてを振り返るのは時間がかかりすぎることが多いので，スーパーバイザーとレジデントとでどの部分を振り返るか決めなくてはならない．レジデントによる要約は困難を感じたり重要な部分が示唆されている可能性があるので，それをもとにして振り返る部分が選択される．スーパーバイザーによるレジデントについての正式な書面上での評価は，少なくとも年に2回は実施されるべきである．この評価は教育的で，それまでのスーパーバイズの作業に基づ

くものであるべきである．スーパーバイザーはレジデントに対して定期的に口頭でフィードバックを与えなければならない．

　ほかの治療者が実施した精神療法セッションの記録を訓練を受けている人に見せることは，本質的にスーパービジョンの体験に置き換わるものであり，訓練生の知識レベルを評価するのに利用できる．ただし，その知識レベルはスキルレベルと必ずしも同じとはいえない．こうした方法を通して，技法や幅広い治療的介入の可能性を議論することができる．

　スーパービジョンのために精神療法のビデオ記録を利用することの実施可能性については，多くの疑問が示されてきた．困難な点として，機材の費用や維持，レジデントによる記録装置の操作能力などが挙げられる．近年，ビデオ機器の費用は下がってきており，多くの訓練プログラムでレジデントがビデオ録画をできるようになっている．また，ビデオ機器の操作も簡便になり，レジデントは良質の録画を残せるようになっている．そのため，研修プログラムのなかで，精神療法のレジデント訓練のためにビデオ機器を提供することは可能だと考えられる．

　研修機関からビデオ機器を提供できない場合，訓練生に自分自身のビデオカメラを用意するよう要求するのはそれほど不合理なことではないだろう．つまるところ，研修プログラムで普通，レジデントに教科書を買い与えないのと同じである．記録の主目的は高解像度の画像を得ることではなく，セッション中に治療者が特に注意しなくとも作動して，理解可能な音声が記録できることにある．

　レジデントプログラムのなかには，ビデオを含んだ評価を始める準備が整っていないものもあるかもしれない．本章の次項に提示する評価用紙は，プロセスノートをもとにした訓練を受ける人の精神療法セッション報告を評価するために利用できる．あるいは，支持的精神療法セッションのビデオ記録や筆記記録を提示してもらい，レジデントに，治療計画，症例の定式化，目標，技法，同盟関係等について尋ねる方法も考えられるだろう．さらには，レジデントに，支持的精神療法アプローチを用いて患者の主訴にどう対応するかを尋ねることもできる．

レジデント：	スーパーバイザー：
日時：	期間：

教示：各項目の得点欄に該当する点数を記入し，レジデントのパフォーマンスを評価してください．

判断不能	不十分	コンピテンスまでもう少し	コンピテンスがある	コンピテンス以上のものがある	専門家水準
0	1	2	3	4	5

・知識と態度　　（点数）

1. レジデントは，支持的精神療法の主な目的についての知識を身につけている．この主な目的とは，患者の自己評価を維持し改善すること，症状の再発を和らげ予防すること，心理的機能と自我機能を改善すること，適応能力を強化することである．　_____
2. レジデントは，支持的な治療が力動的な考え方を基礎としており，支持的精神療法から表出的精神療法の連続線上の一部にあることを理解している．　_____
3. レジデントは，患者−治療者関係が最も重要であるが，関係性が否定的なものでない限りは，直接的には患者−治療者関係を扱わないという知識を身につけている．　_____
4. レジデントは，支持的精神療法の適応と禁忌についての知識を身につけている．　_____
5. レジデントは適切な境界（例：時間，外部機関と人間関係，守秘義務，専門的態度）が確立され維持されなくてはならないことを理解している．　_____

・スキル

1. レジデントは建設的な治療同盟を確立・維持し，共感的で，礼儀正しく，率直で，適切に反応でき，脅威を与えないかたちで患者とやり取りできる．　_____
2. レジデントは，対話形式で患者と関わっている（すなわち，尋問したり，受動的な傾聴に終始したりしない）．　_____
3. レジデントは，現実的で適切な治療目標を定めることができる．　_____
4. レジデントは，適切にタイミングよく支持的な治療介入（明確化，直面化，解釈，助言，保証，励まし，賞賛，合理化，再構成）を用いている．　_____
5. レジデントは，適応的な防衛を尊重し強化でき，適応的な防衛と不適応的な防衛を区別でき，適切にタイミングよく不安を最小限にするよう取り組むことができる．　_____
6. レジデントは，患者の精神医学的状態と薬物療法について教育することができ，もし必要であれば，地域のケアシステムと補助的な治療についても教育することができる．　_____

図9-1　支持的精神療法のコンピテンスに関するレジデントの評価（つづく）

7. レジデントは，過去を無視しないようにしつつも現在の生活に焦点を当て，自己評価を高め，適応と自我機能を促進し，症状を改善するように一貫して取り組んでいる．＿＿＿

　　　　　　　　　　　　　　　合計点：＿＿＿＿＿＿＿

　　　　　　　　　　　　　　　採点された項目数で割った値：＿＿＿＿＿　＝　＿＿＿＿＿

スーパーバイザーのコメント（全体的なパフォーマンス，強み，さらなる取り組みが必要な領域，スーパーバイズに取り組む能力，スーパーバイズを活用する能力）：

＿＿＿

＿＿＿

＿＿＿

＿＿＿

レジデントの署名：＿＿＿＿＿＿＿＿＿＿＿＿＿＿＿＿＿＿＿＿＿＿＿＿＿＿＿＿＿＿＿＿

スーパーバイザーの署名：＿＿＿＿＿＿＿＿＿＿＿＿＿＿＿＿＿＿＿＿＿＿＿＿＿＿＿＿

・以下の取り組みをもとに評価（当てはまるものすべてにチェックする）

毎週のスーパービジョン：＿＿＿＿＿＿＿＿＿　　精神療法ビデオの振り返り：＿＿＿＿＿＿＿

精神療法ノートの振り返り：＿＿＿＿＿＿＿＿

図 9-1（つづき）

評価の手段

　AADPRT の提示した，支持的精神療法のコンピテンスは，レジデントのコンピテンスの評価に用いるために私たちが開発した評価用紙の基礎になっている．われわれの用紙（**図 9-1**）は，AADPRT のコンピテンスリストのすべての項目を含んではいない．なぜなら，3つの精神療法のそれぞれについて，長大な評価用紙を訓練プログラムで用いることは実用的でも合理的でもないからで

ある．しかも，われわれは，支持的精神療法と一般的な精神療法のコンピテンスのなかの項目を修正したり組み合わせたりしている．

この評価用紙は知識，態度，スキルの3領域からなっている．例えば，知識と態度セクションの第1項目は次のとおりである．「レジデントは，支持的精神療法の主な目的についての知識を身につけている．この主な目的とは，患者の自己評価を維持し改善すること，症状の再発を和らげ予防すること，心理的機能と自我機能を改善すること，適応能力を強化することである」．評価は0〜5のリッカート尺度でなされる(0＝判断不能，1＝不十分，2＝コンピテンスまでもう少し，3＝コンピテンスがある，4＝コンピテンス以上のものがある，5＝専門家水準)．スキルのセクションの第1項目は次のとおりである．「レジデントは建設的な治療同盟を確立・維持し，共感的で，礼儀正しく，率直で，適切に反応でき，脅威を与えないかたちで患者とやり取りできる」．一般的な精神療法コンピテンスから得られた項目は，知識と態度のセクション(第5項目)にあり，次のように記述されている：「レジデントは適切な境界(例：時間，外部機関と人間関係，守秘義務，専門的態度)が確立され維持されなくてはならないことを理解している」．

この評価用紙の長所は，得点化できることと，スーパーバイザーのコメントを書き込む欄があることである．最終的な得点は，採点した項目数で合計点を割った点となる．平均点が3以上であることは，そのレジデントが支持的精神療法のコンピテンスを身につけていることを示唆する．さらに，スーパーバイザーはレジデントについていくつか総合的なコメントを記すべきであり，これにはレジデントの強みや総合的な成績，さらなる取り組みが必要な領域，スーパービジョンに取り組む能力や，スーパービジョンを利用する能力が含まれる．スーパーバイザーはこの評価についてレジデントと支持的に，そしてレジデント教育を促進するように話し合うべきである．

支持的精神療法におけるコンピテンス評価を標準化するために，支持的精神療法のスーパーバイザーらが会議を開き，スーパービジョン過程や評価過程について議論することが重要である．信頼性を保つ方法のひとつとして，スーパーバイザー集団に支持的精神療法のビデオ記録を評定させ，評価について議

論させることが挙げられる．議論は，評定についてのコンセンサスを得る方向性を意識してなされるべきである．このアプローチは，マニュアルに基づく精神療法に対する治療者の遵守性を測定するために，精神療法研究のなかで用いられてきたものである(Waltz et al. 1993)．

2006〜2010年にかけて，ベスイスラエル医療センター精神療法訓練プログラムでは，スーパーバイザーが「支持的精神療法のコンピテンスに関する評価」を用いて，39名のレジデントが実施した支持的精神療法を評価した．ここでは，ほとんどのレジデントがコンピテンスありかそれ以上の評価を受けていた．さらに重要なことに，この評価用紙は，レジデントとスーパーバイザーの双方にとって，支持的精神療法の有用な評価指針としての役割を果たしており，スーパーバイザーたちは用紙の利用価値や簡便性を実感していた．

支持的精神療法の治療成果に関する研究 | Outcome Research

支持的精神療法に関する対照群を設定した臨床試験の研究結果は限られた数しか報告されていない．本項では，支持的精神療法の有効性を検討した初期の非統制的な研究から，近年の対照試験までを議論する．

メニンガー精神療法研究プロジェクト

メニンガー財団による精神療法研究プロジェクトは，支持的精神療法と表出的精神療法を精神分析と比較した初期の重要な研究である．Wallerstein(1986, 1989)は，メニンガー財団における42名の入院患者の治療，臨床経過，予後を調査した．その知見は以下のとおりである：精神分析は予測されたよりも限定された成果しかもたらさなかったが，支持的精神療法を含む精神療法は予測された以上の成果を示すことが多かった；セラピーの経過中，すべての治療はより支持的な傾向をもつようになった；そして，支持的な介入は，治療成果により多くの変化をもたらした．本研究は自然な臨床現場での検討を行っており，被験者の統制や，無作為割付を行っていない．しかし，支持的精神療法が有効である可能性について注目を集める重要な研究となった．

統合失調症の研究

　米国国立精神衛生研究所による研究では，2年間にわたって統合失調症の患者が，週に3回の探索的洞察志向精神療法か，週に1回の統制群としての療法（現実的，適応的，支持的精神療法と呼ばれた）による治療を受けた．その結果，支持的精神療法を受けた患者のほうがよりよい成果を示すという明確なエビデンスが示された (Gunderson et al. 1984; Stanton et al. 1984)．この研究では，すべての患者で通常の薬物治療が続けられていた．

　ほかの研究では，統合失調症患者がランダムに支持的精神療法か家族治療に割り付けられた (Rea et al. 1991)．患者は9か月間治療を受け，2年にわたって追跡された．支持的精神療法は，薬物療法によるマネジメント，危機介入，統合失調症についての教育から構成されており，家族治療には問題解決療法とコミュニケーションスキル訓練が含まれていた．支持的治療を受けた患者は，家族療法を受けた患者に比べて有意に対処スタイルの改善が認められた．しかし，2つの治療群は対処スキルの水準が同等ではなく，統計解析ではこの点が考慮されていなかった．

　Hogarty ら (1997) は，家族への心理教育，スキル訓練，役割療法といった心理社会的アプローチに比べると，支持的精神療法ではよい結果が出にくいだろうと述べている．しかしながら，**支持的精神療法**を心理教育，スキル訓練，役割療法を含まないものとする定義は問題である．なぜなら，支持的精神療法を実践する治療者のほとんどは普通，そうしたアプローチを用いているからである．統合失調症を持つ患者への精神療法アプローチとしては，ほかにソーシャルスキル訓練があり，これは地域社会の中での拡大したスキル訓練によってさらに効果が高められる可能性がある (Glynn et al. 2002; Liberman et al. 1998)．

うつ病の研究

　米国精神衛生研究所うつ病協同治療研究プログラムでは，臨床マネジメント群として，2つの精神療法（認知行動療法と対人関係療法）と抗うつ薬（イミプラミン）による薬物療法，統制群として，薬物プラセボと臨床マネジメントの5群が比較された (Elkin 1994; Elkin et al. 1989; Imber et al. 1990)．ここでの

臨床マネジメントとは，低水準の支持的精神療法アプローチであった．双方の精神療法は有効であることがみいだされたが，うつ症状と全体的な機能水準の評価に関してはプラセボとしての臨床マネジメント群と有意に異なることはなかった．

ThompsonとGallagher(1985)は60～81歳の30名の外来患者について調査した．患者は16週の認知療法，行動的治療，支持的精神療法にランダムに割り付けられた．終結時では，3つの治療条件で同等の改善がみられたが，1年後の追跡調査では，支持的精神療法を受けた患者においてうつ病と診断をされている人が多かった．残念なことに，各治療群の患者数が少ないことと，この研究で行われた支持的精神療法の種類を考慮すると，こうした知見の価値は限定的であると考えられる．

100名のうつ病にある青年を対象としたランダム化比較試験において，Renaudら(1998)は認知療法，家族療法，支持的精神療法を比較した．その結果，セラピーにすぐに反応した青年は1年後によりよい治療成果を示し，2年後でも一部の評価尺度ではよりよい治療成果を示していた．これを実施した研究者は，軽症のうつ病患者にとっては，初期段階での支持的精神療法，もしくは，特定の型の精神療法を短期間用いることが有効であるかもしれないと結論づけている．

Mainaら(2005)は，小うつ病の患者の治療として短期力動療法と支持的精神療法を比較するランダム化比較試験を実施した．この2つのセラピーは，未治療の統制群患者と比べて有意な改善を示したが，短期力動療法は追跡評価においてより効果を示していた．

うつ病患者についてのメガ分析を行った，de Maatら(2008)は，短期精神力動的支持的精神療法，抗うつ薬治療，精神療法と薬物療法の併用の3群を比較した．メガ分析の結果，併用群は薬物療法単体よりも有効であり，精神療法単体と薬物療法単体とでは同等な効果であることが示された．

Kocsisら(2009)は，抗うつ薬に対して反応が認められなかった慢性うつ病患者に対し，増強作用を検討するため，認知行動分析システム精神療法と支持的精神療法とを比較した．患者のうち37.5%が部分的な治療反応もしくは寛解

に至ったものの，付加した精神療法は，個々に合わせて柔軟に実施した薬物療法単独群の効果と差はなかった．

不安障害の研究

様々な種類の恐怖症の患者に対する 26 週の治療試験において，系統的脱感作と支持的精神療法が比較された(Klein et al. 1983)．双方ともよい成績を上げたが，両アプローチに差はみられなかった．これを実施した研究者は，恐怖症の患者にとって，精神療法群では実生活内での曝露が続き，正式な治療セッション外での症状改善につながっているのではないかと推測している．ほかの研究では，恐怖症およびパニック発作を持つ患者が，イミプラミンと行動療法による治療か，イミプラミンと支持的精神療法による治療のどちらかを受けた(Zitrin et al. 1978)．多くの患者は中程度から著明な改善を示したが，改善率については行動療法と支持的精神療法とで差はなかった．

社交不安障害(社交恐怖)の研究において，Alstrom ら(1984)は支持的精神療法と持続曝露療法とが同等に有効であることを見いだした．Herbert ら(2009)は，社交不安障害の患者に対する治療として，個人認知行動療法，集団認知行動療法，そして，認知行動的な要素を含まない教育的な支持的精神療法を比較した．彼らは，3 つの治療すべてで症状と機能障害，社会的スキルの有意な改善をもたらし，治療間の差はみられないことをみいだした．社交不安障害に関する他の研究では，Lipsitz ら(2008)が支持的精神療法と対人関係療法が治療前後で有意な改善をもたらし，どちらかの療法が優れているわけではないことを見いだした．しかし，Shear ら(2001)は，支持的精神療法の一形式である情動焦点づけ精神療法は，パニック障害への有効性が低かったことを報告している．彼らは，情動焦点づけ精神療法，認知行動的治療，イミプラミン，薬物プラセボについて，112 名の被験者を用いて比較した．

パーソナリティ障害の研究

Piper ら(1998)は，支持的精神療法と解釈的精神療法を比較する研究において，治療成果に差異が認められないことをみいだした．不安障害もしくはうつ

病をもつ患者のうち，60.4％の被験者がパーソナリティ障害を併存していた．Hellersteinら(1998)は，主診断がC群のパーソナリティ障害あるいはその他の特定不能のパーソナリティ障害でうつ病や不安といった1軸障害を併存する患者に対する短期支持的精神療法と短期力動療法の治療効果を比較した．その結果，症状，主訴，および対人関係上の機能の評価で，同等の有効性があったと報告している．これらの変化は終結時点のみならず，6か月後の追跡評価でも認められた．Hellersteinら(1998)の研究の二次解析では，対人関係円環モデルに図で表示される「対人関係問題尺度」を用いて，支持的精神療法の治療を受けた被験者において，持続的でポジティブな対人関係機能の変化が見られたことを図示した(Rosenthal et al. 1999 ; Winston et al. 2001)．

摂食障害の研究

le Grangeら(2007)によって，青年期の過食症に対して，家族ベースの治療と，支持的精神療法とを比較した研究が行われた．家族ベースの治療は，支持的精神療法よりも臨床的にも統計的にも効果があることがみいだされた．

内科的疾患についての研究

Mumfordら(1982)は，心筋梗塞およびその手術から回復途上にある患者に対する支持的精神療法についての対照試験を概観している．支持的精神療法には，疾患と治療の教育，認知行動的技法，支持的な関係性の中での感情表出と保証が含まれていた．その結果，心理的な介入を受けた患者は，典型的な医療対応のみしか受けていない患者に比べて，合併症が少なく，入院期間も短縮していただけでなく，痛みの軽減を体験し，患者のコンプライアンスも回復のスピードも上がった．

結論 | Conclusion

本章では，様々な臨床課題，特に支持的精神療法に取り組むレジデントのコンピテンスを評価するために現在取り組まれている努力を概観するとともに，

支持的精神療法の効果研究の要約を示した．われわれは，AADPRTがリスト化した支持的精神療法のコンピテンスを用いて，支持的精神療法を用いる精神科レジデントを評価する予備的なアプローチを提示した．しかしながら，コンピテンスの評価過程はまだ開発の初期段階にあり，信頼性と妥当性のある測定システムを達成するには，さらに多くの思索，計画，研究が求められるだろう．

　支持的精神療法の有効性について簡単に概観すると，精神科および内科疾患の幅広いスペクトラムに対して，支持的な治療アプローチが有用であることが示された．しかしながら，支持的精神療法の適用範囲や，この治療が他の精神療法アプローチや薬物治療とどう統合されるべきなのかを明らかにするために，さらなる研究が求められている．

参考文献

References

- Accreditation Council for Graduate Medical Education : ACGME Program Requirements for Graduate Medical Education in Psychiatry. July 2007. Available at: www.acgme.org/acWebsite/downloads/RRC_progReq/400pr07012007.pdf. Accessed January 11, 2010.
- Accreditation Council for Graduate Medical Education (ACGME) Outcomes Project : Toolbox of Assessment Methods, Version 1.1. September 2000. Available at: www.acgme.org/Outcome/assess/Toolbox.pdf. Accessed January 11, 2010.
- Adshead G : Murmurs of discontent: treatment and treatability of personality disorder. Advances in Psychiatric Treatment 7 : 407-417, 2001
- Aguilera DC, Messick J, Farrel LM : Crisis Intervention. St. Louis, MO, Mosby, 1970
- Alcoholics Anonymous : The Story of How Many Thousands of Men and Women Have Recovered From Alcoholism, 3rd Edition. New York, Alcoholics Anonymous World Service, 1976, p12
- Alexander F, French TM : Psychoanalytic Psychotherapy. New York, Ronald Press, 1946
- Alstrom JE, Nordlund CL, Persson G, et al : Effects of four treatment methods on social phobia patients not suitable for insight-oriented psychotherapy. Acta Psychiatr Scand 70 : 1-17, 1984
- Alter CL : Palliative and supportive care of patients with pancreatic cancer. Semin Oncol 23 : 229-240, 1996
- American Association of Directors of Psychiatric Residency Training Psychotherapy Task Force : Psychotherapy Competencies. Farmington, CT, American Association of Directors of Psychiatric Residency Training, 2000
- American Psychiatric Association : Diagnostic and Statistical Manual of Mental Disorders, 4th Edition, Text Revision. Washington, DC, American Psychiatric Association, 2000
- Appelbaum AH, Levy KN : Supportive psychotherapy for borderline patients: a psychoanalytic research perspective. Am J Psychoanal 62 : 201-202, 2002
- Artiss KL : Human behavior under stress: from combat to social psychiatry. Mil Med 128 : 1011-1015, 1963
- Balsam RM, Balsam A : Becoming a Psychotherapist: A Clinical Primer, 2nd Edition. Chicago, IL, University of Chicago Press, 1984

- Bateman AW, Fonagy P : Effectiveness of psychotherapeutic treatment of personality disorder. Br J Psychiatry 177 : 138-143, 2000
- Beck AT, Sokol L, Clark DA, et al : A crossover study of focused cognitive therapy for panic disorder. Am J Psychiatry 149 : 778-783, 1992
- Beitman B, Yue D : Learning Psychotherapy: A Time-Efficient, Research-Based, and Outcome-Measured Training Program. New York, WW Norton, 1999
- Bellack AS, Mueser KT : Psychosocial treatment for schizophrenia. Schizophr Bull 19 : 317-336, 1993
- Bellak L : The schizophrenic syndrome: a further elaboration of the unified theory of schizophrenia, in Schizophrenia: A Review of the Syndrome. New York, Logos, 1958, pp3-63
- Beres D : Ego deviation and the concept of schizophrenia, in The Psychoanalytic Study of the Child, Vol 11. New York, International Universities Press, 1956, pp164-235
- Beutler LE, Moleiro C, Talebi H : Resistance in psychotherapy: what conclusions are supported by research. J Clin Psychol 58 : 207-217, 2002a
- Beutler LE, Moleiro CM, Talebi H : Resistance, in Psychotherapy Relationships That Work: Therapist Contributions and Responsiveness to Patients. Edited by Norcross JC. London, Oxford University Press, 2002b, pp129-143
- Birmaher B, Brent DA, Kolko D, et al : Clinical outcome after short-term psychotherapy for adolescents with major depressive disorder. Arch Gen Psychiatry 57 : 29-36, 2000
- Bond M, Banon E, Grenier M : Differential effects of interventions on the therapeutic alliance with patients with personality disorders. J Psychother Pract Res 7 : 301-318, 1998
- Bordin E : The generalizability of the psycho-analytic concept of the working alliance. Psychotherapy: Theory, Research and Practice 16 : 252-260, 1979
- Brent DA, Holder D, Kolko D, et al : A clinical psychotherapy trial for adolescent depression comparing cognitive, family, and supportive treatments. Arch Gen Psychiatry 54 : 877-885, 1997
- Brill L : The treatment of drug abuse: evolution of a perspective. Am J Psychiatry 134 : 157-160, 1977
- Bronheim HE, Fulop G, Kunkel EJ, et al : The Academy of Psychosomatic Medicine practice guidelines for psychiatric consultation in the general medical setting. The Academy of Psychosomatic Medicine. Psychosomatics 39 : S8-S30, 1998
- Bryant RA, Sackville T, Dang ST, et al : Treating acute stress disorder: an evaluation of cognitive behavior therapy and supportive counseling techniques. Am J Psychiatry 156 : 1780-1786, 1999
- Buckley P : Supportive therapy: a neglected treatment. Psychiatr Ann 16 : 515-521, 1986
- Busch KA, Fawcett J, Jacobs DG : Clinical correlates of inpatient suicide. J Clin Psychiatry 64 : 14-19, 2003
- Caplan G : An Approach to Community Mental Health. New York, Grune & Stratton, 1961

- Carey KB, Coco KM, Simons JS : Concurrent validity of clinicians' ratings of substance abuse among psychiatric outpatients. Psychiatr Serv 47 : 842-847, 1996
- Clark DC, Fawcett J : A review of empirical risk factors for the evaluation of the suicidal patient, in The Assessment, Management, and Treatment of Suicide: Guidelines for Practice. Edited by Bongar B. New York, Oxford University Press, 1992, pp16-48
- Clarkin JF, Levy KN, Lenzenweger MF, et al : Evaluating three treatments for borderline personality disorder: a multiwave study. Am J Psychiatry 164 : 922-938, 2007
- Classen C, Butler LD, Koopman C, et al : Supportive expressive group therapy and distress in patients with metastatic breast cancer : a randomized clinical intervention trial. Arch Gen Psychiatry 58 : 494-501, 2001
- Clever SL, Tulsky JA : Dreaded conversations: moving beyond discomfort in patient-physician communication (editorial). J Gen Intern Med 17 : 893-894, 2002
- Colby KM : A Primer for Psychotherapies. New York, The Ronald Press, 1951
- Davanloo H : A method of short-term dynamic psychotherapy, in Short-Term Dynamic Psychotherapy. Edited by Davanloo H. Northvale, NJ, Jason Aronson, 1980, pp43-71
- de Jonghe F, Rijnierse P, Janssen R : The role of support in psychoanalysis. J Am Psychoanal Assoc 40 : 475-499, 1992
- de Maat S, Dekker J, Schoevers R, et al : Short psychodynamic supportive psychotherapy, antidepressants, and their combination in the treatment of major depression: a mega-analysis based on three randomized clinical trials. Depress Anxiety 25 : 565-574, 2008
- Dewald PA : The strategy of the therapeutic process, in Psychotherapy: A Dynamic Approach. New York, Basic Books, 1964, pp95-108
- Dewald PA : Psychotherapy: A Dynamic Approach, 2nd Edition. New York, Basic Books, 1971
- Dewald PA : Principles of supportive psychotherapy. Am J Psychother 48 : 505-518, 1994
- deWinstanley PA, Bjork RA : Successful lecturing: presenting information in ways that engage effective processing, in New Directions for Teaching and Learning. Edited by Halpern D, Hakel M. San Francisco, CA, Jossey-Bass, 2002, pp19-31
- Douglas CJ : Teaching supportive psychotherapy to psychiatric residents. Am J Psychiatry 165 : 445-452, 2008
- Drake RE, Sederer LI : Inpatient psychosocial treatment of chronic schizophrenia: negative effects and current guidelines. Hosp Community Psychiatry 37 : 897-901, 1986
- Drake RE, McHugo GJ, Noordsy DL : Treatment of alcoholism among schizophrenic outpatients: 4-year outcomes. Am J Psychiatry 150 : 328-329, 1993
- Drake RE, Essock SM, Shaner A, et al : Implementing dual diagnosis services for clients with severe mental illness. Psychiatr Serv 52 : 469-476, 2001
- Dunn C, Deroo L, Rivara FP : The use of brief interventions adapted from motivational interviewing across behavioral domains: a systematic review. Addiction 96 : 1725-1742, 2001

- Elkin I : The NIMH Treatment of Depression Collaborative Research Program: where we began and where we are, in Handbook of Psychotherapy and Behavioral Change. Edited by Bergin AE, Garfield SL. New York, Wiley, 1994, pp114-139
- Elkin I, Shea MT, Watkins JT, et al : National Institute of Mental Health Treatment of Depression Collaborative Research Program. General effectiveness of treatments. Arch Gen Psychiatry 46 : 971-982, 1989
- Epstein RM, Hundert EM : Defining and assessing professional competence. JAMA 287 : 226-235, 2002
- Evans S, Fishman B, Spielman L, et al : Randomized trial of cognitive behavior therapy versus supportive psychotherapy for HIV-related peripheral neuropathic pain. Psychosomatics 44 : 44-50, 2003
- Everly GS Jr, Mitchell JT : Assisting Individuals in Crisis: A Workbook. Ellicott City, MD, International Critical Incident Stress Foundation, 1998
- Everly GS Jr, Mitchell JT : Critical Incident Stress Management (CISM): A New Era and Standard of Care in Crisis Intervention, 2nd Edition. Ellicott City, MD, Chevron Publishing, 1999
- Fawcett J, Scheftner WA, Fogg L : Time-related predictors of suicide in major affective disorder. Am J Psychiatry 147 : 1189-1194, 1990
- Fawcett J, Clark DC, Busch KA : Assessing and treating the patient at risk for suicide. Psychiatr Ann 23 : 244-255, 1993
- Fernandez-Pol B, Bluestone H, Mizruchi MS : Inner-city substance abuse patterns: a study of psychiatric inpatients. Am J Drug Alcohol Abuse 14 : 41-50, 1988
- Fischer DE, Halikas JA, Baker JW, et al : Frequency and patterns of drug abuse in psychiatric patients. Dis Nerv Syst 36 : 550-553, 1975
- Foa EB : Trauma and women: course, predictors, and treatment. J Clin Psychiatry 58 : 25-28, 1997
- Foa EB, Franklin ME : Psychotherapies for obsessive compulsive disorder: a review, in Obsessive Compulsive Disorder, 2nd Edition. Edited by Maj M, Sartorius N, Okasha A, et al. Chichester, England, Wiley, 2002, pp93-115
- Foa EB, Rothbaum BO, Riggs DS, et al : Treatment of posttraumatic stress disorder in rape victims: a comparison between cognitive-behavioral procedures and counseling. J Consult Clin Psychol 59 : 715-723, 1991
- Fonagy P, Target M : Theoretical models of psychodynamic psychotherapy, in Textbook of Psychotherapeutic Treatments. Edited by Gabbard GO. Washington, DC, American Psychiatric Publishing, 2009, pp3-42
- Frank JD : General psychotherapy: the restoration of morale, in American Handbook of Psychiatry, Vol 5 : Treatment, 2nd Edition. Edited by Freedman DX, Dyrud JE. New York, Basic Books, 1975, pp117-132
- Frank J, Frank J : Persuasion and Healing: A Comparison Study of Psychotherapy, 3rd Edition. Baltimore, MD, Johns Hopkins University Press, 1991

- Freud S : The ego and the id (1923), in The Standard Edition of the Complete Psychological Works of Sigmund Freud, Vol 19. Edited by Strachey J. London, Hogarth Press, 1961, pp12-66
- Freud S : Inhibitions, symptoms and anxiety (1926), in The Standard Edition of the Complete Psychological Works of Sigmund Freud, Vol 20. Edited by Strachey J. London, Hogarth Press, 1959, pp75-175
- Friedman RS, Lister P : The current status of psychodynamic formulation. Psychiatry 50 : 126-141, 1987
- Fudala PJ, Bridge TP, Herbert S, et al, and the Buprenorphine/Naloxone Collaborative Study Group : Office-based treatment of opiate addiction with a sublingual-tablet formulation of buprenorphine and naloxone. N Engl J Med 349 : 949-958, 2003
- Fuller RK, Branchey L, Brightwell DR, et al : Disulfiram treatment of alcoholism: a Veterans Administration cooperative study. JAMA 256 : 1449-55, 1986
- Gabbard GO : A contemporary psychoanalytic model of countertransference. J Clin Psychol 57 : 983-991, 2001
- Gabbard GO : Long-Term Psychodynamic Psychotherapy: A Basic Text, 2nd Edition. Washington, DC, American Psychiatric Publishing, 2010
- Galanter M, Castaneda R, Ferman J : Substance abuse among general psychiatric patients: place of presentation, diagnosis, and treatment. Am J Drug Alcohol Abuse 14 : 211-235, 1988
- Gaston L : The concept of the alliance and its role in psychotherapy: theoretical and empirical considerations. Psychotherapy 27 : 143-153, 1990
- Gelso CJ, Fassinger RE, Gomez MJ, et al : Countertransference reactions to lesbian clients: the role of homophobia, counselor gender, and countertransference management. J Couns Psychol 42 : 356-364, 1995
- Gelso CJ, Latts MG, Gomez MJ, et al : Countertransference management and therapy outcome: an initial evaluation. J Clin Psychol 58 : 861-867, 2002
- Gerstley L, McLellan AT, Alterman AI, et al : Ability to form an alliance with the therapist: a possible marker of prognosis for patients with antisocial personality disorder. Am J Psychiatry 146 : 508-512, 1989
- Gill MM, Muslin HL : Early interpretation of transference. J Am Psychoanal Assoc 24 : 779-794, 1976
- Glass A : Psychotherapy in the combat zone. Am J Psychiatry 110 : 725-731, 1954
- Glover E : The therapeutic effect of inexact interpretation: a contribution to the theory of suggestion. Int J Psychoanal 12 : 397-411, 1931
- Glynn SM, Marder SR, Liberman RP, et al : Supplementing clinic-based skills training with manual-based community support sessions: effects on social adjustment of patients with schizophrenia. Am J Psychiatry 159 : 829-837, 2002
- Goldberg RL, Green SA : A learning-theory perspective of brief psychodynamic psychotherapy. Am J Psychotherapy 40 : 70-82, 1986

- Goldman CR, Quinn FL：Effects of a patient education program in the treatment of schizophrenia. Hosp Community Psychiatry 39：282-286, 1988
- Gorton GE：Psychodynamic approaches to the patient. Psychiatr Serv 51：1408-1409, 2000
- Greenberg J：The analyst's participation: a new look. J Am Psychoanal Assoc 49：359-426, 2001
- Greenson RR：The working alliance and the transference neurosis. Psychoanal Q 34：155-181, 1965
- Greenson RR：The Technique and Practice of Psychoanalysis. New York, International Universities Press, 1967, pp190-216
- Gunderson JG, Frank AF, Katz HM, et al：Effects of psychotherapy in schizophrenia, II: comparative outcome of two forms of treatment. Schizophr Bull 10：564-598, 1984
- Hartley DE, Strupp HH：The therapeutic alliance: its relationship to outcome in brief psychotherapy, in Empirical Studies of Psychoanalytical Theories, Vol 1. Edited by Masling J. Hillsdale, NJ, Analytic Press, 1983, pp1-27
- Hartmann H：Ego Psychology and the Problem of Adaptation (1939). Translated by Rapaport D. New York, International Universities Press, 1958
- Hawton K：Assessment of suicide risk. Br J Psychiatry 150：145-154, 1987
- Heinssen RK, Liberman RP, Kopelowicz A：Psychosocial skills training for schizophrenia: lessons from the laboratory. Schizophr Bull 26：21-46, 2000
- Hellerstein DJ, Pinsker H, Rosenthal RN, et al：Supportive psychotherapy as the treatment model of choice. J Psychother Pract Res 3：300-306, 1994
- Hellerstein DJ, Rosenthal RN, Miner CR：A prospective study of integrated outpatient treatment for substance-abusing schizophrenia patients. Am J Addict 4：33-42, 1995
- Hellerstein DJ, Rosenthal RN, Pinsker H, et al：A randomized prospective study comparing supportive and dynamic therapies. Outcome and alliance. J Psychother Pract Res 7：261-271, 1998
- Hellerstein DJ, Kocsis JH, Chapman D, et al：Double-blind comparison of sertraline, imipramine, and placebo in the treatment of dysthymia: effects on personality. Am J Psychiatry 157：1436-1444, 2000
- Henry WP, Schacht TE, Strupp HH：Structural analysis of social behavior: application to a study of interpersonal process in differential psychotherapeutic outcome. J Consult Clin Psychol 54：27-31, 1986
- Henry WP, Schacht TE, Strupp HH：Patient and therapist introject, interpersonal process, and differential psychotherapy outcome. J Consult Clin Psychol 58：768-774, 1990
- Herbert JD, Gaudiano BA, Rheingold AA, et al：Cognitive behavior therapy for generalized social anxiety disorder in adolescents: a randomized controlled trial. J Anxiety Disord 23：167-177, 2009
- Ho AP, Tsuang JW, Liberman RP, et al：Achieving effective treatment of patients with chronic psychotic illness and comorbid substance dependence. Am J Psychiatry 156：

1765-1770, 1999
- Hogarty GE, Kornblith SJ, Greenwald D, et al : Three-year trials of personal therapy among schizophrenia patients living with or independent of family, I: description of study and effects on relapse rates. Am J Psychiatry 154 : 1504-1513, 1997
- Holmes J : Supportive psychotherapy. The search for positive meanings. Br J Psychiatry 167 : 439-445, 1995
- Horowitz M, Marmar C : The therapeutic alliance with difficult patients, in Psychiatry Update: The American Psychiatric Association Annual Review, Vol 4. Edited by Hales RE, Frances AJ. Washington, DC, American Psychiatric Press, 1985, pp573-585
- Horowitz MJ, Marmar C, Weiss DS, et al : Brief psychotherapy of bereavement reactions. The relationship of process to outcome. Arch Gen Psychiatry 41 : 438-448, 1984
- Horvath AO, Symonds BD : Relation between working alliance and outcome in psychotherapy: a meta-analysis. J Couns Psychol 38 : 139-149, 1991
- Hunter J, Leszcz M, McLachlan SA, et al : Psychological stress response in breast cancer. Psychooncology 5 : 4-14, 1996
- Imber SD, Pilkonis PA, Sotsky SM, et al : Mode-specific effects among three treatments for depression. J Consult Clin Psychol 58 : 352-359, 1990
- James RK, Gilliland BE : Crisis Intervention Strategies, 4th Edition. Belmont, CA, Brooks/Cole Thomson Learning, 2001
- Jellinek EM : Phases of alcohol addiction. Q J Stud Alcohol 13 : 673-684, 1952
- Kates J, Rockland LH : Supportive psychotherapy of the schizophrenic patient. Am J Psychother 48 : 543-561, 1994
- Kaufman ER : Countertransference and other mutually interactive aspects of psychotherapy with substance abusers. Am J Addict 1 : 185-202, 1992
- Kaufman E, Reoux J : Guidelines for the successful psychotherapy of substance abusers. Am J Drug Alcohol Abuse 14 : 199-209, 1988
- Keller DS, Carroll KM, Nick C, et al : Differential treatment response in alexithymic cocaine abusers: findings from a randomized clinical trial of psychotherapy and pharmacotherapy. Am J Addict 4 : 234-244, 1995
- Kessler RC, McGonagle KA, Zhao S, et al : Lifetime and 12-month prevalence of DSM-III-R psychiatric disorders in the United States: results from the National Comorbidity Study. Arch Gen Psychiatry 51 : 8-19, 1994
- Khantzian EJ : The self-medication hypothesis of addictive disorders: focus on heroin and cocaine dependence. Am J Psychiatry 142 : 189-198, 1985
- Kiesler DJ : Therapist countertransference: in search of common themes and empirical referents. J Clin Psychol 57 : 1053-1063, 2001
- Kleber HD : Pharmacologic treatments for heroin and cocaine dependence. Am J Addict 12(suppl) : S5-S18, 2003
- Klein DF, Zitrin CM, Woerner MG, et al : Treatment of phobias, II: behavior therapy and supportive psychotherapy: are there any specific ingredients? Arch Gen Psychiatry 40 :

139-145, 1983
- Kocsis JH, Gelenberg AJ, Rothbaum BO, et al : Cognitive behavioral analysis system of psychotherapy and brief supportive psychotherapy for augmentation of antidepressant nonresponse in chronic depression: the REVAMP Trial. Arch Gen Psychiatry 66 : 1178-1188, 2009
- Kool S, Dekker J, Duijsens IJ, et al : Changes in personality pathology after pharmacotherapy and combined therapy for depressed patients. J Personal Disord 17 : 60-72, 2003
- Koss M, Shiang J : Research on brief psychotherapy, in Handbook of Psychotherapy and Behavior Change. Edited by Bergin A, Garfield S. New York, John Wiley, 1994, pp664-700
- Lamberti JS, Herz MI : Psychotherapy, social skills training, and vocational rehabilitation in schizophrenia, in Contemporary Issues in the Treatment of Schizophrenia. Edited by Shriqui CL, Nasrallah HA. Washington, DC, American Psychiatric Press, 1995, pp713-734
- Lauriello J, Bustillo J, Keith SJ : A critical review of research on psychosocial treatment of schizophrenia. Biol Psychiatry 46 : 1409-1417, 1999
- Lecomte T, Liberman RP, Wallace CJ : Identifying and using reinforcers to enhance the treatment of persons with serious mental illness. Psychiatr Serv 51 : 1312-1314, 2000
- le Grange D, Crosby RD, Rathouz PJ, et al : A randomized controlled comparison of family based treatment and supportive psychotherapy for adolescent bulimia nervosa. Arch Gen Psychiatry 64 : 1049-1056, 2007
- Lehman AF, Herron D, Schwartz RP, et al : Rehabilitation for adults with severe mental illness and substance use disorders: a clinical trial. J Nerv Ment Dis 181 : 86-90, 1993
- Lewis G, Appleby L : Personality disorder: the patients psychiatrists dislike. Br J Psychiatry 153 : 44-49, 1988
- Liberman RP, Wallace CJ, Blackwell G, et al : Skills training versus psychosocial occupational therapy for persons with persistent schizophrenia. Am J Psychiatry 155 : 1087-1091, 1998
- Lindemann E : Symptomatology and management of acute grief. Am J Psychiatry 101 : 141-148, 1944
- Linehan MM : Cognitive-Behavioral Treatment of Borderline Personality Disorder. New York, Guilford, 1993
- Linehan MM, Tutek DA, Heard HL, et al : Interpersonal outcome of cognitive behavioral treatment for chronically suicidal borderline patients. Am J Psychiatry 151 : 1771-1776, 1994
- Lipsitz J, Gur M, Vermes D, et al : A randomized trial of interpersonal therapy versus supportive therapy for social anxiety disorder. Depress Anxiety 25 : 542-563, 2008
- Luborsky L : Principles of Psychoanalytic Psychotherapy: A Manual for Supportive-Expressive Treatment. New York, Basic Books, 1984
- Luborsky L, Crits-Christoph P : Understanding Transference: The Core Conflictual Relationship Theme Method. New York, Basic Books, 1990

- Luborsky L, Mark D : Short-term supportive-expressive psychoanalytic psychotherapy, in Handbook of Short-Term Dynamic Psychotherapy. Edited by Crits-Christoph P, Barber JP. New York, Basic Books, 1991, pp110-136
- Maina G, Forner F, Bogetto F : Randomized controlled trial comparing brief dynamic and supportive therapy with waiting list condition in minor depressive disorders. Psychother Psychosom 74 : 43-50, 2005
- Malan DH : Individual Psychotherapy and the Science of Psychodynamics. London, Butterworth, 1979
- Manring J, Beitman BD, Dewan MJ : Evaluating competence in psychotherapy. Paper presented at the annual meeting of the American Psychiatric Association, San Francisco, CA, May 2003
- Markowitz JC, Klerman GL, Clougherty KF, et al : Individual psychotherapies for depressed HIV-positive patients. Am J Psychiatry 152 : 1504-1509, 1995
- Marlatt GA, Gordon JR : Determinants of relapse: implications for the maintenance of behavior change, in Behavioral Medicine: Changing Health Lifestyles. Edited by Davidson PO, Davidson SM. New York, Brunner/Mazel, 1980, pp410-452
- Marlatt GA, Gordon JR : Relapse Prevention : Maintenance Strategies in the Treatment of Addictive Behaviors. New York, Guilford, 1985
- Massie MJ, Holland JC : Depression and the cancer patient. J Clin Psychiatry 51(suppl):12-19, 1990
- McWilliams N : Psychoanalysis Psychotherapy : A Practitioner's Guide. New York, Guilford, 2004
- Mellman LA, Beresin E : Psychotherapy competencies: development and implementation. Academic Psychiatry 27 : 149-153, 2003
- Menninger K : Theory of Psychoanalytic Technique. London, Imago, 1958
- Messer SB : A psychodynamic perspective on resistance in psychotherapy: vive la résistance. J Clin Psychol 58 : 157-163, 2002
- Mezirow J : On critical reflection. Adult Education Quarterly 48 : 185-198, 1998
- Miller WR, Rollnick S : Motivational Interviewing: Preparing People to Change Addictive Behavior. New York, Guilford, 1991
- Misch DA : Basic strategies of dynamic supportive therapy. J Psychother Pract Res 9 : 173-189, 2000
- Mitchell JT, Everly GS Jr : Critical Incident Stress Debriefing (CISD): An Operations Manual for the Prevention of Traumatic Stress Among Emergency Service and Disaster Workers, 2nd Edition. Ellicott City, MD, Chevron Publishing, 1996
- Mitchell JT, Everly GS Jr : Critical Incident Stress Management (CISM): Basic Group Crisis Intervention, 3rd Edition. Ellicott City, MD, International Critical Incident Stress Foundation, 2003
- Mitchell SA : Relational Concepts in Psychoanalysis: An Integration. Cambridge, MA, Harvard University Press, 1988

- Mumford E, Schlesinger HJ, Glass CV : The effect of psychological intervention on recovery from surgery and heart attacks: an analysis of the literature. Am J Public Health 72 : 141-151, 1982
- Novalis PN, Rojcewicz SJ, Peele R : Clinical Manual of Supportive Psychotherapy. Washington, DC, American Psychiatric Press, 1993
- Nunberg H : The synthetic function of the ego. Int J Psychoanal 12 : 123-140, 1931
- O'Malley SS, Jaffe AJ, Chang G, et al : Naltrexone and coping skills therapy for alcohol dependence: a controlled study. Arch Gen Psychiatry 49 : 881-887, 1992
- Othmer E, Othmer S : The Clinical Interview Using DSM-IV, Vol 1. Washington, DC, American Psychiatric Press, 1994, pp87-97
- Palmer RL : Dialectical behavior therapy for borderline personality disorder. Advances in Psychiatric Treatment 8 : 10-16, 2002
- Parad HJ, Parad LG : Crisis Intervention, Book 2: The Practitioner's Sourcebook for Brief Therapy. Milwaukee, WI, Family Service America, 1990
- Parloff MB : Goals in psychotherapy: mediating and ultimate, in Goals of Psychotherapy. Edited by Mahrer AR. New York, Appleton-Century-Crofts, 1967, pp5-19
- Perry JC, Banon E, Ianni F : Effectiveness of psychotherapy for personality disorders. Am J Psychiatry 156 : 1312-1321, 1999
- Perry S, Cooper AM, Michels R : The psychodynamic formulation: its purpose, structure, and clinical application. Am J Psychiatry 144 : 543-550, 1987
- Persons JB : Cognitive Therapy in Practice: A Case Formulation Approach. New York, WW Norton, 1989
- Persons JB : Case conceptualization in cognitive-behavior therapy, in Cognitive Therapies in Action: Evolving Innovative Practice. Edited by Kuehlwein KT, Rosen H. San Francisco, CA, Jossey-Bass, 1993, pp33-53
- Peselow ED, Sanfilipo MP, Fieve RR, et al : Personality traits during depression and after clinical recovery. Br J Psychiatry 164 : 349-354, 1994
- Pine F : The interpretive moment. Variations on classical themes. Bull Menninger Clin 48 : 54-71, 1984
- Pinsker H : A Primer of Supportive Psychotherapy. Hillsdale, NJ, Analytic Press, 1997
- Pinsker H, Rosenthal RN : Beth Israel Medical Center Supportive Psychotherapy Manual (Social and Behavioral Sciences Documents, Vol 18, No 2). New York, Beth Israel Medical Center, 1988
- Pinsker H, Rosenthal R, McCullough L : Dynamic supportive psychotherapy, in Handbook of Short-Term Dynamic Psychotherapy. Edited by Crits-Christoph P, Barber JP. New York, Basic Books, 1991, pp220-247
- Pinsker H, Hellerstein DJ, Rosenthal RN, et al : Supportive therapy, common factors and eclecticism. Paper presented at the annual meeting of the American Psychiatric Association, New York, May 1996
- Pinsker H, Mellman L, Beresin E, et al : AADPRT Supportive Therapy Competencies.

Lebanon, PA, American Association of Directors of Psychiatric Residency Training, November 2001
- Piper WE, Joyce AS, McCallum M, et al : Interpretive and supportive forms of psychotherapy and patient personality variables. J Consult Clin Psychol 66 : 558-567, 1998
- Pokorny AD : Prediction of suicide in psychiatric patients: report of a prospective study. Arch Gen Psychiatry 40 : 249-257, 1983
- Pollack J, Flegenheimer W, Winston A : Brief adaptive psychotherapy, in Handbook of Short-Term Dynamic Psychotherapy. Edited by Crits-Christoph P, Barber JP. New York, Basic Books, 1991, pp199-219
- Posner K, Brent D, Lucas C, et al : Columbia-Suicide Severity Rating Scale (C-SSRS). New York, Columbia University/New York State Psychiatric Institute, 2009
- Prochaska JO, DiClemente CC : The Transtheoretical Approach: Crossing Traditional Boundaries of Therapy. Homewood, IL, Dow Jones-Irwin, 1984
- Psychopathology Committee of the Group for the Advancement of Psychiatry : Reexamination of therapist self-disclosure. Psychiatr Serv 52 : 1489-1493, 2001
- Puryear DA : Helping People in Crisis. San Francisco, CA, Jossey-Bass, 1979
- Quality Assurance Project : Treatment outlines for the management of the somatoform disorders. Aust N Z J Psychiatry 19 : 397-407, 1985
- Rea MM, Strachan AM, Goldstein MJ, et al : Changes in coping style following individual and family treatment for schizophrenia. Br J Psychiatry 158 : 642-647, 1991
- Regier DA, Farmer ME, Rae DS, et al : Comorbidity of mental disorders with alcohol and other drug abuse. Results from the Epidemiologic Catchment Area (ECA) study. JAMA 264 : 2511-2518, 1990
- Renaud J, Brent DA, Baugher M, et al : Rapid response to psychosocial treatment for adolescent depression: a two-year follow-up. J Am Acad Child Adolesc Psychiatry 37 : 1184-1190, 1998
- Richard ML, Liskow BI, Perry PJ : Recent psychostimulant use in hospitalized schizophrenics. J Clin Psychiatry 46 : 79-83, 1985
- Robbins B : Under attack: devaluation and the challenge of tolerating the transference. J Psychother Pract Res 9 : 136-141, 2000
- Roberts AR : An overview of crisis theory and crisis intervention, in Crisis Intervention Handbook. Edited by Roberts AR. New York, Oxford University Press, 2000, pp3-30
- Rockland LH : Supportive Therapy: A Psychodynamic Approach. New York, Basic Books, 1989
- Rollnick S, Miller WR : What is motivational interviewing? Behavioral and Cognitive Psychotherapy 23 : 325-334, 1995
- Rosenthal RN : Group treatments for schizophrenic substance abusers, in The Group Therapy of Substance Abuse. Edited by Brook DW, Spitz HI. New York, Haworth Medical Press, 2002, pp329-351
- Rosenthal RN : Techniques of individual supportive psychotherapy, in Textbook of Psy-

- chotherapeutic Treatments. Edited by Gabbard GO. Washington, DC, American Psychiatric Publishing, 2009, pp417-445
- Rosenthal RN, Westreich L：Treatment of persons with dual diagnoses of substance use disorder and other psychological problems, in Addictions: A Comprehensive Guidebook. Edited by McCrady GA, Epstein EE. New York, Oxford University Press, 1999, pp439-476
- Rosenthal RN, Muran JC, Pinsker H, et al：Interpersonal change in brief supportive psychotherapy. J Psychother Pract Res 8：55-63, 1999
- Rosenthal RN, Miner CR, Sena P, et al：The therapeutic alliance in group treatments for substance abusers with schizophrenia, in Syllabus and Proceedings Summary, American Psychiatric Association Annual Meeting, Chicago, IL, May 14-19, 2000, Washington, DC, American Psychiatric Association
- Rosenzweig S：Some implicit common factors in diverse methods of psychotherapy. Am J Orthopsychiatry 6：412-415, 1936
- Rounsaville BJ, Carroll KM：Individual psychotherapy, in Principles of Addiction Medicine. Edited by Graham AW, Schultz TK. Chevy Chase, MD, American Society of Addiction Medicine, 1998, pp631-652
- Safran JD, Muran JC：Negotiating the Therapeutic Alliance: A Relational Treatment Guide. New York, Guilford, 2000, pp6-12
- Salmon TW：War neuroses and their lesson. New York Medical Journal 59：993-994, 1919
- Sampson H, Weiss J：Testing hypotheses: the approach of the Mount Zion Psychotherapy Research Group, in The Psychotherapeutic Process: A Research Handbook. Edited by Greenberg LS, Pinsof WM. New York, Guilford, 1986, pp591-613
- Sandoval J：Crisis counseling: conceptualizations and genetic principles. School Psych Rev 14：257-265, 1985
- Shear KM, Houck P, Greeno C, et al：Emotion-focused psychotherapy for patients with panic disorder. Am J Psychiatry 158：1993-1998, 2001
- Sifneos PE：The prevalence of 'alexithymic' characteristics in psychosomatic patients. Psychother Psychosom 22：255-262, 1973
- Sifneos PE：Problems of psychotherapy of patients with alexithymic characteristics and physical disease. Psychother Psychosom 26：65-70, 1975
- Simon JC：Criteria for therapist self-disclosure. Am J Psychother 42：404-415, 1988
- Slaikeu KA：Crisis Intervention. Boston, Allyn & Bacon, 1990
- Smith TE, Hull JW, Goodman M, et al：The relative influences of symptoms, insight, and neurocognition on social adjustment in schizophrenia and schizoaffective disorder. J Nerv Ment Dis 187：102-108, 1999
- Spiegel D, Classen C：Acute stress disorders, in Treatments of Psychiatric Disorders, 2nd Edition. Edited by Gabbard GO. Washington, DC, American Psychiatric Press, 1995, pp1521-1536

- Stanton AH, Gunderson JG, Knapp PH, et al : Effects of psychotherapy in schizophrenia, I: design and implementation of a controlled study. Schizophr Bull 10 : 520-563, 1984
- Thomas EM, Weiss SM : Nonpharmacological interventions with chronic cancer pain in adults. Cancer Control 7 : 157-164, 2000
- Thompson LW, Gallagher D : Depression and its treatment. Aging (Milano) 348 : 14-18, 1985
- Tompkins MA : Cognitive-behavioral case formulation: the case of Jim. Journal of Psychotherapy Integration 6 : 97-105, 1996
- Ursano RJ, Silberman EK : Psychoanalysis, psychoanalytic psychotherapy, and supportive psychotherapy, in The American Psychiatric Press Textbook of Psychiatry, 3rd Edition. Edited by Hales RE, Yudofsky SC, Talbott JA. Washington, DC, 1999, pp1157-1183
- Vaillant GE : Adaptation to Life. Boston, MA, Little, Brown, 1977
- Vaillant GE (ed) : Empirical Studies of Ego Mechanisms of Defense. Washington, DC, American Psychiatric Press, 1986
- van Emmerik AAP, Kamphuis JH, Hulsbosch AM, et al : Single session debriefing after psychological trauma: a meta-analysis. Lancet 360 : 766-771, 2002
- Vaughn CE, Leff JP : The influence of family and social factors on the course of psychiatric illness: a comparison of schizophrenic and depressed neurotic patients. Br J Psychiatry 129 : 125-137, 1976
- Viederman M : A model for interpretive supportive dynamic psychotherapy. Psychiatry 71 : 349-358, 2008
- Volpicelli JR, Alterman AI, Hayashida M, et al : Naltrexone in the treatment of alcohol dependence. Arch Gen Psychiatry 49 : 876-880, 1992
- Wachtel P : Therapeutic Communication: Principles and Effective Practice. New York, Guilford, 1993
- Wallerstein RS : Forty-Two Lives in Treatment: A Study of Psychoanalysis and Psychotherapy. New York, Guilford, 1986
- Wallerstein RS : The psychotherapy research project of the Menninger Foundation: an overview. J Consult Clin Psychol 57 : 195-205, 1989
- Walsh BT, Wilson GT, Loeb K, et al : Medication and psychotherapy in the treatment of bulimia nervosa. Am J Psychiatry 154 : 523-531, 1997
- Waltz J, Addis ME, Koerner K, et al : Testing the integrity of a psychotherapy protocol: assessment of adherence and competence. J Consult Clin Psychol 61 : 620-630, 1993
- Werman DS : The Practice of Supportive Psychotherapy. New York, Brunner/Mazel, 1984
- Westerman MA, Foote JP, Winston A : Change in coordination across phases of psychotherapy and outcome: two mechanisms for the role played by patient's contribution to the alliance. J Consult Clin Psychol 24 : 190-195, 1995
- Wilhelm S, Deckersbach T, Coffey B, et al : Habit reversal versus supportive psychotherapy for Tourette's disorder: a randomized controlled trial. Am J Psychiatry 160 :

1175-1177, 2003
- Wilkinson CB, Vera E：Management and treatment of disaster victims. Psychiatr Ann 15：174-184, 1985
- Winnicott DW：The Maturational Process and the Facilitating Environment: Studies in the Theory of Emotional Development. London, Hogarth Press, 1965
- Winston A, Winston B：Handbook of Integrated Short-Term Psychotherapy. Washington, DC, American Psychiatric Publishing, 2002
- Winston A, Pinsker H, McCullough L：A review of supportive psychotherapy. Hosp Community Psychiatry 37：1105-1114, 1986
- Winston A, Rosenthal RN, Muran JC：Supportive psychotherapy, in Handbook of Personality Disorders: Theory, Research, and Treatment. Edited by Livesley WJ. New York, Guilford, 2001, pp344-358
- Woody GE, McLellan AT, Luborsky L, et al：Sociopathy and psychotherapy outcome. Arch Gen Psychiatry 42：1081-1086, 1985
- Zetzel ER：Current concepts of transference. Int J Psychoanal 37：369-376, 1956
- Ziedonis D, Fisher W：Motivation-based assessment and treatment of substance abuse in patients with schizophrenia. Directions in Psychiatry 16：1-7, 1996
- Ziedonis D, Trudeau K：Motivation to quit using substances among individuals with schizophrenia: implications for a motivation-based treatment model. Schizophr Bull 23：229-238, 1997
- Zitrin CM, Klein DF, Woerner MG, et al：Behavior therapy, supportive psychotherapy, imipramine, and phobias. Arch Gen Psychiatry 35：307-316, 1978

索引 Index

欧文

A
adaptive behavior 79
alexithymia 31, 129
alliance building 67
anxiety, reducing and preventing 85
applicability to special populations 191
assessment 41

C
case formulation 52
co-occurring mental illness and substance use disorders 213
cognitive-behavioral therapy（CBT） 33, 61
conversational style 19
core conflictual relationship theme（CCRT）法 59
countertransference 160
crisis intervention 167
critical incident stress management（CISM） 187

D
dialectical behavior therapy（DBT） 202
DSM 診断と定式化 52

E
esteem building 70
expanding awareness 91

G・I・L・M・O
goal setting 64
initiation and termination of sessions 133
lending ego 83
misalliance 150
office arrangement 132

P
personality disorders 199
psychodynamic assumptions 29
psychodynamic therapy spectrum 5
psychodynamically oriented supportive therapy（POST） 3
psychotherapy supervision 218
PTSD の患者の評価 170

R
relational therapy 16
resistance 155

S
self-esteem, maintaining and improving 24
severe mental illness 191
skills building 79
substance use disorders 203
suicide 183
supervision, psychotherapy 218
supportive psychotherapy 1, 9, 15

247

―――, general framework of 125

■T
therapeutic alliance relationship
　　　　　　　　　34, 67, 136, **145**, 149
transference 146

―――――――――――――
　　　　　　　和文
―――――――――――――

■あ
アジェンダ
　――― の設定 27
　――― の提案 48
アメニティ，支持的精神療法の 132
アレキシサイミア 31, 129
暗示 1

■い
医師の関係，患者と 27
怒り，隠された 92
憤り 92
一般化 29
陰性転移 147

■う
うつについての教育 48
うつ病の治療成果研究 228

■か
家族の心理教育 199
過食症の治療成果 231
介入 148
会話スタイル 19
回避性パーソナリティ障害の治療
　　　　　　　　　　　　　200
解釈 93
葛藤のトライアングル 44
患者
　――― が抱えている問題 43

――― と医師の関係 27
感情 55
関係性療法 16

■き
危機介入 167
　―――, 症例 170
　――― に使われる治療的アプローチ
　　　　　　　　　　　　　174
　――― への適応 126
気づきの広がり 91
希死念慮の評価 184
起源，中核信念の 61
技法，支持的精神療法の 67
逆転移 160
急性期の危機 127
共感的な指示 48
恐怖症の治療成果 230
教育と指導 36
境界性パーソナリティ障害 201
禁忌，支持的精神療法の 130
緊急事態ストレスマネジメント 187

■く・け
グリーフワーク 167

激励 78
現実感覚（検討） 54

■こ
コンピテンス
　――― の定義 218
　――― の評価 219
広抵抗 155
行動変化，特定の 37
構造論的アプローチ 52
　――― による症例の定式化 63
合理化 89

■さ
座席，支持的精神療法の 132
再発予防 85
　　——，物質使用障害の 206

■し
システムズアプローチ 169
支持的-表出的スペクトラム 41
支持的-表出的治療，症例 104
支持的介入 7
支持的精神療法 1, 9, 15
　　——，死別反応に対する 128
　　——，不安に対する 181
　　——，物質使用障害の患者への 204
　　——の会話例 18
　　——の基礎理論 1
　　——の技法 67
　　——の全体的な骨組み 125
　　——の治療成果 227
　　——の目標 5, 44
　　——の役割 39
支持的療法と支持的精神療法 9
指導の仕方 36
思考過程 56
自我機能 10
自己愛性パーソナリティ障害の治療 200
自己開示，治療的な 140
自己評価 10
　　——の維持，向上 24
　　——の構築 70
自殺 183
自律的機能 56
事前指導 83
社交不安障害（社交恐怖）の治療成果 230
修正感情体験 35
初回面接 131
初期段階，セラピーの 136

助言
　　——と指導 36
　　——と心理教育 79
症例の定式化 52
称賛 71, 192
焦点の維持 48
衝動のコントロール 55
心的外傷後ストレス障害の患者の
　評価 170
心理学的機能 10
心理教育 193
　　——，家族の 199
　　——，助言と 79
　　——，物質使用障害患者の 208, 214
身体疾患に対する支持的精神療法 128
神経症 2
人生早期の体験の問題 34
人物のトライアングル 44

■す
スーパービジョン，精神療法の 218
スキルの構築 79

■せ・そ
セッションの開始と終了 133
生活史の探り方，患者の 43
精神疾患と物質使用障害の併存 213
精神発達論 34
精神分析 1
　　——，フロイト（Freud）の 15
精神力動志向支持的（精神）療法 3, 14
精神力動的精神療法 2
精神力動的精神療法スペクトラム 5
精神力動的な仮説 29
精神療法
　　——，危機介入と 169
　　——，物質乱用患者への 204
　　——と社交的な会話との違い 82

──の課題　30
　　──のスーパービジョン　218
　摂食障害の治療成果研究　231

　双極性障害への心理教育　193

■た
対象関係　54
対立，医師と患者の　90
代理自我　83
脱価値化　163
脱感作　37
短期精神療法　139

■ち
治療
　　──，自殺のリスクのある患者の
　　　　　　　　　　　　　　185
　　──，パーソナリティ障害の　199
　　──の開始　131
　　──の終結　138
　　──の障害物　62
　　──のタイミングと頻度　135
治療関係（治療同盟）
　　　　　　　35, 67, 136, **145**, 149
治療空間の構成　132
治療計画　62
治療成果，支持的精神療法の　227
遅刻に対する支持的精神療法　133
中核葛藤テーマ法　59
中核信念の起源　61
長期精神療法　139
直面化　92
沈黙への対応　158

■て
抵抗　155
抵抗感の軽減　158
適応，支持的精神療法の　126
適応障害　127

適応スキル　10
　　──，物質使用障害の　206
　　──の支持　193
適応的な行動　79
転移　16, 146
転移性治癒　35

■と
トラウマ　58
　　──体験の評価　170
ドアノブテーマ　134
ドンファン症候群　34
統合機能　56
統合失調症
　　──，物質使用障害と　214
　　──の治療　192
　　──の治療成果研究　228
洞察志向的精神療法　5
動機づけ面接　205, 215
特殊な集団への適用　191

■な
内科的疾患の治療成果研究　231

■に・の
認知行動的アプローチによる症例の
　定式化　64
認知行動療法　33, 61

ノーマライジング　75

■は
パーソナリティ障害
　　──の治療　199
　　──の治療成果研究　230
励まし　77, 89
発散技法　34
発生論的アプローチ　58
　　──による症例の定式化　63
反社会性パーソナリティ障害　201

■ひ
引きこもりへの対応　158
悲嘆　93
表出的介入　7
表出的精神療法　6
　——の会話例　18
　——の目標　65
評価
　——，危機状況下での患者の　169
　——，症例　46
評価方法，コンピテンスの　222

■ふ
フロイト(Freud)の精神分析　15
不安
　——に対する支持的精神療法　181
　——の軽減　157
　——の予防　85
不安障害の治療成果研究　230
不適応行動　33
物質使用障害　203
　——，症例　209
　——の併存，精神疾患と　213
　——への精神療法　128

■へ
変化　37
弁証論的行動療法　202

■ほ
保証　74

防衛　28, 55, 90

■ま
マインドフルネス　203
慢性疾患　129

■め
メニンガー精神療法研究プロジェクト
　　　227
明確化　91

■も
目標設定，支持的精神療法の　64
問題リスト，患者の　61

■よ
予防，不安の　85
陽性転移　149

■ら・り
ラポール　149

リスクの評価，自殺の　184
リッカート尺度　226
リハーサル　83
リフレーミング　88
理想化転移　164
力動的アプローチ　59
　——による症例の定式化　63